Mosaik
bei GOLDMANN

Buch

Wer keine Lust hat, im Laden viel Geld für Kosmetik hinzublättern, die noch dazu voller künstlicher Zusätze steckt, macht sich seine Schönheitspflege jetzt einfach selbst. Alle Zutaten, die man für die Beauty-Cocktails von Heike Helen Rech braucht, sind in der Küche immer zur Hand und lassen sich einfach zusammenmixen. Echte Alleskönner aus der Natur, wie Avocados, Gurken oder Thymian, machen zarte, reine Haut, glänzendes Haar oder geben am Morgen nach der Disco den Frischekick unter der Dusche. Dazu gibt's viele Tipps zu Haltbarkeit und Verträglichkeit der selbst gemachten Kosmetik, zu Hauttypen und häufigen Beautykillern.

Autorin

Heike Helen Rech arbeitet seit vielen Jahren als freie Modejournalistin.

Heike Helen Rech

Naturkosmetik zum Selbermachen

101 Beauty-Tipps aus der Küche

Mosaik
bei GOLDMANN

Umwelthinweis:
Alle bedruckten Materialien dieses Taschenbuches
sind chlorfrei und umweltschonend.

2. Auflage
Originalausgabe Dezember 2002
© 2002 Wilhelm Goldmann Verlag, München,
ein Unternehmen der Verlagsgruppe Random House GmbH
Umschlaggestaltung: Design Team München
Umschlagfoto: Mauritius, Stock Image
Redaktion: Claudia Haimerl
Satz: Barbara Rabus, Sonthofen
Druck: GGP Media GmbH, Pößneck
Verlagsnummer: 16430
Kö · Herstellung: Max Widmaier
Printed in Germany
ISBN 3-442-16430-3
www.goldmann-verlag.de

INHALT

Naturkosmetik – voll im Trend

Schönheit aus dem Obst- und Gemüsegarten

Schönheit aus dem Kühl- und Vorratsschrank

Rezepte für jede Gelegenheit

Naturkosmetik – voll im Trend

Mit deinem Riecher für Naturkosmetik hast du die Zeichen der Zeit bereits erkannt – »zurück zur Natur« lautet das aktuelle Credo. Das zeigt nicht zuletzt das Angebot in den Regalen der Parfümerien und Drogeriemärkte: Seit einiger Zeit haben diese Geschäfte immer mehr Produkte mit natürlichen Inhaltsstoffen wie Honig und Kräuter, Fruchtauszüge, Gemüseextrakte und Vitamine im Angebot. Da wirbt die Green-Tea-Pflegeserie neben Badezusätzen mit Ingwer, Salz und Milch für das Gute aus der Natur. Zugreifen, bezahlen und ab nach Hause wäre also ein Leichtes. Warum also selbermachen, wenn's Schönheit aus Tube, Topf und Tiegel fertig zu kaufen gibt?

Vier gute Gründe fürs Selbermachen

- *Keinen Bock auf Konservierungsstoffe?* Wir auch nicht. Alle Beauty-Rezepte in diesem Buch kommen ohne aus! Die selbst gemixten Schönmacher sind also supergesund, weil immer frisch.
- *Der Spar- und Spaß-Faktor:* Minimale Kosten, maximale Wirkung – du zahlst nur für die Zutaten, nicht aber anteilig für eine aufwändige Verpackung und die Bewerbung des Produkts, wie es bei fertigen Kosmetika der Fall ist. Den Fun beim kreativen Mixen und Ausprobieren gibt's gratis dazu. Und das Resultat: eine Haut wie Milch und Honig mit und für 'n Apfel und 'n Ei!

- *Individualität ist gefragt:* Deine Haut ist einzigartig, und darum hat sie auch ein ganz persönliches Schönheitsprogramm verdient. Und das kannst du dir aus der Unmenge an Rezepten ganz individuell zusammenstellen.

- *Lust auf Abwechslung?* Und nicht auf einen einzigen Cremetopf, der über Monate das Gleiche bietet, während Haut und Haar jeden Tag anders drauf sind? Das kann mit Fertigprodukten aber ganz schön teuer werden! Da ist es doch nicht nur praktisch, sondern auch günstig, wenn du dir nach Lust und Laune immer nur den Beauty-Mix für eine einzige Anwendung zusammenrührst. Schließlich möchtest du ja auch nicht monatelang dasselbe Shirt tragen, oder?

Was man alles braucht

Alles, was du für die Rezepte in diesem Buch brauchst, ist praktisch immer zur Hand – knackiges Gemüse, frische Früchte und Kräuter, Milch und Mehl, Essig und Öl, Eier, Honig und Tee – die Zutaten für die Beauty-Bomben hast du in Kühl- und Küchenschrank und die Kräuter kannst du im Blumentopf selbst ziehen. Alles sollte naturbelassen, also weder gespritzt noch mit Konservierungsstoffen behandelt sein. Erste Wahl wäre Obst und Gemüse aus dem eigenen Garten, aber mit Produkten aus biologischem Anbau liegst du auch richtig.

Für einige Rezepte musst du einen Abstecher in die Apotheke bzw. ins Reformhaus machen. Mag sein, dass in der Apotheke nicht immer alles gerade vorrätig ist, aber innerhalb von 24 Stunden ist Vorbestelltes normalerweise da.

Wissenswertes zur Verträglichkeit

Schönheit ohne Chemie

Alle Rezepte lassen sich genial einfach zusammenrühren, ganz nach dem Motto: kleiner Aufwand – schnelles Ergebnis – super Wirkung! Voilà: die beste Ausgangsbasis für Beauty aus dem Stand, aber eben keine Beauty von der Stange! Denn aus den unzähligen Rezepten kannst du dir dein ganz persönliches Schönheitsprogramm zusammenstellen.

Bis auf wenige Ausnahmen sind die Rezepte in diesem Buch so angelegt, dass sie für eine, maximal 2 Anwendungen reichen und beim nächsten Mal frisch angerührt werden müssen. Die Frage der Haltbarkeit stellt sich also nicht.

Ein Wort zu Allergien

Wenn du auf ein Lebensmittel allergisch reagierst, kannst du davon ausgehen, dass dies nicht nur beim Verzehr, sondern auch bei äußerlicher Anwendung so ist. Also lieber Finger weg von Obst oder Gemüse, das du nicht verträgst. Wenn du eine sehr empfindliche Haut hast und/oder eine lange Liste von Allergien dich plagt, dann solltest du in jedem Fall einen Allergologen um Rat fragen, bevor du dich ans Mixen machst. Wenn du auf Nummer sicher gehen willst, ist die einfachste Methode der 12-Stunden-Armbeugen-Test: Etwas von dem angerührten Produkt – am besten vor dem Schlafengehen – in der Armbeuge auftragen und über Nacht drauflassen. Zeigen sich am nächsten Morgen weder Rötung noch Pickel, so kannst du die Schönmacher ohne Bedenken verwenden.

Selbstbehandlung, aber wie?

Du findest in diesem Buch eine ganze Menge Beauty-Tipps, mit denen du dich von den Haarwurzeln bis zu den Zehenspitzen verwöhnen kannst. Es gibt Rezepte für Peelings und Packungen, für Dampfbäder und Duftpuder, für Masken und Maniküre. Hier ein kleiner Wegweiser durch den Parcours der Grundbehandlungen:

Dampfbad

Dampfbäder bereiten die Haut für weitere Pflegeschritte vor, beispielsweise ein Peeling. Denn sie erweitern die Poren, machen die Haut weich und somit aufnahmefähig für weitere Wirkstoffe und regen die Durchblutung an. Sie haben einen Tiefenreinigungseffekt plus die Wirkung der jeweiligen Kräuterwahl.

Und so geht's: Vor jedem Dampfbad solltest du die Haut reinigen wie gewohnt. Dann müssen die Haare aus dem Weg, am besten verbannst du sie mit einem breiten Stirnband aus dem Gesicht. Für das Dampfbad überbrühst du in einer Schüssel 1 Tasse frische oder getrocknete Kräuter mit 2 Liter kochendem Wasser. Nun das Gesicht über die Schüssel halten und Kopf und Schüssel mit einem Handtuch abdecken, so dass nichts von dem aromatischen Dampf entweicht! Je nach Hauttyp solltest du die Hitze zwischen 2 und 10 Minuten aushalten (siehe auch S. 19f. »Welchen Hauttyp hast du?« und Seite 87 »Schön mit Kräutern«). Danach die Haut trocken tupfen. Mitesser lassen sich jetzt ganz easy ausdrücken. Das Gesicht mit lauwarmem Wasser abspülen. Wenn du noch Zeit hast, kannst du deine Haut gleich anschließend mit einem Peeling verwöhnen. Auf jeden Fall solltest du dein Gesicht jetzt gut eincremen.

Übrigens: Dampfbäder sind tabu für alle, die im Gesicht erweiterte Äderchen haben!

Kompresse

Kompressen sind die ideale Alternative zum Dampfbad und somit die optimale Vorbereitung für Peeling, Packung und Maske. Sie kommen immer dann zum Einsatz, wenn ein Dampfbad aus irgendeinem Grund nicht möglich ist, zum Beispiel bei erweiterten Äderchen. Kompressen wendet man je nach Hauttyp von kalt bis heiß an (siehe dazu den Kasten auf Seite 100, »Kompressen und Dampfbäder«). Während Wechselkompressen ein super Frischekick für deine Haut sind, wenn du nach einem stressigen Tag abends noch ein Date hast, sind warme und heiße Kompressen genau richtig, wenn du danach eine Maske auflegen oder vielleicht Mitesser ausdrücken willst. Warme Kompressen weichen die Hornschicht auf, regen die Durchblutung an, erweitern die Poren und bereiten so die Haut auf weitere Behandlungen vor.

Am besten wirken Kompressen, wenn du sie mit Kräuterzusätzen anwendest (mehr dazu auf Seite 111 unter »Kleine Duftkunde«). Und so geht's: Aus den jeweiligen Kräutern wird ein so genannter Auszug gemacht. Hierfür gibst du 1 Tasse Kräuter in eine Schüssel und überbrühst sie mit 1 Liter kochendem Wasser. Das Ganze lässt du 10 Minuten ziehen und filterst den Auszug dann in eine andere Schüssel. Mit diesem Aufguss tränkst du nun ein kleines Handtuch, drückst es gut aus und legst es auf dein Gesicht. Etwa 10 Minuten sollte die Kompresse einwirken. Dann kannst du je nach Hauttyp den Vorgang bis zu 3-mal wiederholen. Willst du noch ausgehen, legst du als Letztes noch eine kühle Kompresse auf.

Peeling

Peeling, wozu ist das gut? Weil unsere Haut lebt und sich ständig erneuert. In den unteren Schichten der Haut werden am laufenden Band neue Zellen produziert, die nach oben streben. Damit sie Platz haben, müssen die alten, abgestorbenen Zellen weichen, sprich, sie werden an der Oberfläche abgestoßen. Die tägliche Reinigung des Gesichts trägt dazu bei, dass diese Hornzellen langsam abgetragen werden. Wenn du aber eine fettige, unreine Haut hast oder Akne oder aber eine fahle, dicke Haut, dann sollte der Abschilferungsprozess beschleunigt werden. Ebenso wenn du deiner Haut etwas Gutes tun und eine Maske oder Packung auftragen willst. Vor jedem Peeling wird die Haut wie gewohnt gereinigt oder, noch besser, mit Dampfbad oder Kompresse auf die Behandlung vorbereitet. Nur wenn die Poren frei von Schmutzpartikelchen oder Cremerückständen sind, kann das Peeling seine optimale Wirkung entfalten, die Haut klären und sie frisch und zart machen. Das Peeling am besten mit einem Pinsel auftragen und dabei die Augen- und Lippenpartie aussparen. Wenn du Lust und Zeit hast, kannst du das Peeling außerdem auf Hals und Dekolletee auftragen, dabei solltest du allerdings die

Schilddrüsenpartie aussparen. Wenn das Peeling über die im jeweiligen Rezept angegebene Zeit hinweg seine Wirkung getan hat, rubbelst du es vorsichtig mit den Fingerkuppen ab. Dabei nicht an der Haut zerren. Hast du eine besonders empfindliche, trockene Haut, zum Beispiel im Sommer nach ausgiebigen Sonnenbädern, oder aber erweiterte Äderchen, dann lässt du das Peeling am besten nicht ganz trocken werden und rubbelst nur ganz vorsichtig oder – wenn du merkst, dass das nicht gut tut – spülst es lieber ab. Bei akuter Akne auf keinen Fall rubbeln, sondern das Peeling erst warm und dann kalt abspülen.

Ein Peeling ist eine tolle Vorbereitung für Packungen und Masken. Wenn du dafür im Anschluss ans Peeling keine Zeit mehr hast, solltest du deiner Haut wenigstens eine dicke Schicht Nährcreme gönnen, denn nach einem Peeling ist die Haut besonders aufnahmefähig und durstig. Die überschüssige Creme nach etwa 15 Minuten mit einem Papiertaschentuch abnehmen. Ein Gesichtspeeling solltest du 1-mal die Woche machen, ein Körperpeeling 1- bis 2-mal im Monat.

Maske und Packung

Sie sind wie ein Kurzurlaub für die Haut. Je nach Zutaten nähren, straffen, beruhigen, heilen oder glätten sie den Teint. Der Unterschied zwischen Maske und Packung besteht darin, dass eine Maske auf dem Gesicht zu einer luftundurchlässigen Schicht antrocknet, und das spannt etwas. Unter der Maske entsteht ein Wärmestau, die Haut rötet sich und atmet auf, Poren und Blutgefäße weiten sich. Eine Packung hat im Prinzip dieselbe Wirkung, bleibt jedoch immer durchlässig für Luft, Flüssigkeit und Wärme. Sie fühlt sich in der Regel also nicht so unangenehm auf der Haut an wie die Maske. Ein kleiner Tipp: Wenn dir ein Rezept für eine Maske aus diesem Buch besonders gefällt, du aber das spannende Gefühl nicht magst, deckst du die Maske einfach nach dem Auftragen mit einer Kompresse, also einem feuchten, warmen Handtuch ab und machst so aus der Maske eine Packung. Dann trocknet sie nicht an, gibt aber ihre Wirkstoffe trotzdem ab. Ob Maske oder Packung – 1-mal die Woche solltest du deiner Haut jedenfalls eine solche Vorzugsbehandlung gönnen.

Und so geht's: Haare aus dem Gesicht und das Gesicht reinigen wie gewohnt. Wenn du erst ein Peeling oder ein Dampfbad machst, wirkt die Maske übrigens doppelt so gut. Die Zutaten anrühren wie im Rezept beschrieben. Die Lippen und die Augenpartie mit einer Pflegecreme abdecken und die Maske auf dem Gesicht verteilen – Augenpartie und Lippen dabei aussparen. Während die Maske wirkt, kannst du es dir auf der Couch gemütlich machen. Nach der angegebenen Einwirkzeit spülst du die Maske mit warmem Wasser ab. Eine Cremepackung kannst du auch einfach mit einem feuchten Tuch abnehmen. Ob du die Haut dann noch abspülst, hängt davon ab, wie sie sich nach der Behandlung anfühlt. Wenn sie alles hat, was sie braucht, also weder spannt noch zu fettig wirkt, dann brauchst du nach der Maske weder einen Cleanser noch deine gewohnte Creme.

Welchen Hauttyp hast du?

Alle Rezepte in diesem Buch sind speziell auf deine, sprich auf eine junge Haut zugeschnitten. Diese ist in der Regel eher fettig als trocken. Häufig neigt sie zu Unreinheiten wie Pickel und Mitesser, manchmal nur in der T-Zone, manchmal im ganzen Gesicht, manchmal auch am ganzen Körper. Auf jeden Fall aber ist deine Haut immer ein Spiegel dessen, was du isst. Sprich, Pommes mit Majo enden mit Sicherheit wesentlich eher in einer Pickelzone als ein Teller Salat. Aber der Zustand deiner Haut hängt auch noch von anderen Kriterien ab, von Jahreszeit und Witterung zum Beispiel und von deinen Stimmungen. Deine Haut ist nämlich auch ein Spiegel deiner Seele. Das heißt auf jeden Fall, dass sie genauso wie du Höhen und Tiefen durchmacht, also heute himmelhoch jauchzend und morgen zu Tode betrübt sein kann. Einen kurzen Steckbrief zu jedem Hauttyp findest du auf der nächsten Seite. Wenn du dir trotzdem nicht sicher bist, zu welcher Gruppe du gehörst, verschafft ein Besuch bei einer Kosmetikerin Klarheit, einfach um mal abzuklären, wie deine Haut reagiert, was ihr gar nicht gefällt und was sie braucht. Wenn du dann deinen Hauttyp kennst, kannst du dir aus allen Kapiteln die für dich geeigneten Rezepte heraussuchen. Wie die einzelnen Rezepte wirken und für welche Hautprobleme sie sich am besten eignen, steht natürlich immer dabei. Aber denk dran: Die Wahl der Rezepte ist genauso flexibel wie die Launen deiner Haut!

- *Normale Haut* ist zart, glatt, weich, feinporig, straff, rosig und taufrisch. Sie hat weder Unreinheiten noch Mitesser, ist unempfindlich und gut durchblutet.
- *Fettige Haut* ist meistens blass. Sie wirkt oft grau, weil sie schlecht durchblutet ist. Die Talgdrüsen sondern zu viel Fett ab, das heißt, die Haut ist grob und hat erweiterte, oft verstopfte Poren sowie Mitesser, Pickel und eventuell trockene Fettschüppchen. Wenn du fettige Haut hast, kannst du dich damit trösten, dass sie bei richtiger Pflege wesentlich später Falten bekommt!
- Die Pflege einer *Mischhaut* ist alles andere als einfach, da man wegen der zwei verschiedenen Hautstrukturen im Gesicht quasi gleichzeitig zwei verschiedene Hautpflegeprogramme laufen hat. Darüber hinaus unterscheidet man die normale/fettige Mischhaut und die trockene/fettige Mischhaut. Wenn du eine trockene/fettige Mischhaut hast, ist wahrscheinlich die Haut deiner T-Zone fettig und hat häufig Pickel und Mitesser. Die Wangen- und Augenpartie ist dann oft empfindlich mit kleinen geplatzten Äderchen und trockenen, schuppigen Hautfeldern. Wenn du eine normale/fettige Mischhaut hast – das kommt nicht sehr häufig vor –, dann hast du zwar auch eine fettige T-Zone, aber die Wangenpartie weist weder Rötungen noch Schuppen auf, sondern hat das Bild der normalen Haut.

Wenn du deinen Hauttyp bestimmt und die Sache mit den Allergien geklärt hast, kann's ja losgehen: Und jetzt viel Spaß beim Schmökern, Mixen und Ausprobieren!

Schönheit aus dem Obst- und Gemüsegarten

SCHÖN MIT OBST

Vitamine, Vitamine, Vitamine – das fällt sicher den meisten zuerst zum Thema Obst ein. Gesundheit also. Stimmt natürlich und ist sicher eine superwichtige Sache. Aber da es in diesem Buch um Schönheit geht, müssen die Früchte noch mehr zu bieten haben. Ja und nein. Denn eigentlich lassen ihre Vitamine und Mineralstoffe so gut wie keine Wünsche mehr offen. Der Trick: Die lebenswichtigen Stoffe agieren quasi in einer Doppelrolle – was bei innerer Anwendung gesund ist, macht sich auch bei äußerer Anwendung für die Schönheit stark. Womit allerlei Obstsorten zum Beauty-Star werden …

TIPP

Fruchtsaftmasken sind schnelle Helfer, die du, je nach Frucht, für jeden Hauttyp anwenden kannst. Du brauchst ein Stück Seide oder dünne Baumwolle – auf jeden Fall ein Stoff aus Naturfasern – in einem hellen Ton in der Größe deines Gesichts. Für die Augen und den Mund werden ovale Löcher herausgeschnitten. Dann gibst du 2 Esslöffel Fruchtsaft in eine flache Schale und tränkst die Stoffmaske damit. Anschließend die feuchte Maske aufs Gesicht legen und entspannt zurückgelehnt den Fruchtsaft 20 Minuten wirken lassen.

Wenn du fettige Haut hast, eignet sich der Saft grüner Weintrauben sowie der verdünnte Saft von Pampelmuse und Zitrone. Wenn du eher normale bis trockene Haut hast, solltest du die Maske mit dem Saft von Birnen, Pfirsichen, Äpfeln oder Himbeeren machen.

Schön mit Ananas

Sie ist eine Fruchtbombe voller B-Vitamine, die für Haut und Nerven gleich wichtig sind. Das ist aber noch nicht alles, was die Königin der Früchte zu bieten hat: Neben den Vitaminen A und C enthält sie Blut bildendes Eisen, Kalzium und Kalium, das eine ausschwemmende Wirkung hat. Außerdem steckt unter ihrem Schopf das Enzym Bromelin, das Eiweiß spaltet und verdauungsfördernd wirkt. Von diesem Reichtum an Vitaminen und Enzymen profitiert auch die Haut bei äußerlicher Anwendung: Einen matten Teint mit verstopften Poren reinigt die Ananas im Nu und verleiht ihm so einen rosigen Hauch. Denn die Frucht entfernt tote Hautschüppchen, Schmutz und Fett im Handumdrehen. Wichtig ist, dass du eine reife Ananas kaufst, da sie zu den Früchten gehört, die nach dem Ernten nicht nachreifen.

FÜR DEN KÖRPER

Einmal eine Hawaii-Schönheit sein? No problem! Da hilft der Tropen-Tipp mit frischer Ananas: Dieses Peeling macht deine Haut wunderbar weich und glatt.

Ananas-Peeling

Zutaten:

Schale von 1 frischen Ananas

So wird's angerührt:

Die Schale in keilförmige Stücke schneiden, die sich gut in der Hand halten lassen.

Und so macht's schön:

Unter der Dusche oder in der Badewanne den ganzen Körper mit den Schalenstücken abreiben, dann gut abspülen. Nach dem Peeling hat dein Körper jede Menge Durst. Am besten, du cremst dich jetzt großzügig mit Feuchtigkeitslotion ein. Vielleicht probierst du mal die Pfefferminze-Körperlotion von Seite 213 (»Endlich Frühling!«)? Übrigens: Da die Ananas viel Fruchtsäure enthält, solltest du dieses Peeling nicht im Gesicht anwenden.

Und hier noch ein Body-Peeling für fettige und großporige Haut. Statt einer Ananas kannst du auch sehr reife Tomaten nehmen. Das Peeling wirkt adstringierend, das heißt, es zieht die Poren zusammen und verfeinert so das Hautbild.

Ananas-Maismehl-Peeling

Zutaten:

½ Tasse frische Ananas

½ Tasse Maismehl

3 Esslöffel Olivenöl

So wird's angerührt:

Die Ananas in einem Mixer zerkleinern und in eine Schüssel geben. Das Maismehl darüber streuen und das Öl dazugeben. Das Ganze zu einem dickflüssigen Brei verrühren. Ist der Fruchtmix zu flüssig, etwas Mehl hinzufügen, ist er zu zäh, eventuell ein paar Tropfen Apfelessig dazugießen.

Und so macht's schön:

Das Ananasmus in der Dusche auftragen. Kurz abduschen, dann etwas vom Peeling auf einen Luffa- oder Frottierhandschuh geben und mit kreisenden Bewegungen in die Haut einmassieren. So lange wiederholen, bis dein ganzer Körper in den Genuss dieser Vorzugsbehandlung gekommen und das Peeling aufgebraucht ist. Dann das Peeling mit warmem Wasser abbrausen und abtrocknen. Wenn deine Haut nicht spannt, brauchst du nach dieser Behandlung keine Lotion mehr, denn das Olivenöl macht die Haut geschmeidig.

FÜR HÄNDE UND FÜSSE

Dieses Rezept glättet trockene, raue Haut, macht sie geschmeidig und eignet sich daher gut für die Behandlung der Nagelhaut an Fingern und Zehen.

Nagelhaut-Softener

Zutaten:

  2 Teelöffel frischer Ananassaft

  1 Eigelb

So wird's angerührt:

  Ananassaft und Eigelb gründlich miteinander verrühren. Die Menge reicht für die Behandlung der Füße oder der Hände aus.

Und so macht's schön:

  Den Mix auf die Nagelhaut bringen und 5 Minuten einwirken lassen. Dann mit einem Orangenholzstäbchen die Nagelhaut sanft in Richtung Nagelbett zurückschieben.

Schön mit Avocado

Die birnenförmige, narbige Frucht ist eine Beauty-Farm im Kleinformat. Sie stellt sich im wahren Sinn des Wortes mit Haut und Haar in den Dienst der Schönheit und macht dich mit Fleisch, Kern und Schale fit und unwiderstehlich vom Scheitel bis zur Sohle: Während die grüne Schale ein höchst wirksames Kosmetiköl enthält, lässt sich aus dem Kern ein tolles Peeling machen. Das Fleisch ist last but not least ein reichhaltiger Moisturizer.

Avocados sind großzügige Lieferanten von Ölen und Fetten und somit ideal für trockene Haut. Die machen sie superweich und entfernen in null Komma nichts Schwielen und Hornhaut. Übrigens: Da die grüne Frucht auch noch voller Vitamine steckt, solltest du sie nicht nur zu Kosmetikzwecken benutzen, sondern auch häufiger auf den Speiseplan setzen. Sie liefert das Schönheits-Vitamin H, also Biotin, das Haut, Haar und Fingernägel zum Strahlen bringt, frei Haus.

FÜRS HAAR

In der Karibik, der Heimat der Avocado, wissen die Frauen um den Segen, den ihnen diese Frucht gebracht hat, und setzen sie wirksam ein. Schlaffes Haar kennen sie nicht, sie schwören auf die Wirkungskraft der fetten Früchtchen, die zum Beispiel als Conditioner dem Haar seinen Glanz zurückgeben.

Avocado-Conditioner

Zutaten:

    1 reife Avocado

    2 Esslöffel saure Sahne oder Jogurt

So wird's angerührt:

    Die Avocado schälen, das Fleisch zerdrücken und mit Sahne bzw. Jogurt zu einer glatten Paste verrühren.

Und so macht's schön:

    Die Paste in Haar und Kopfhaut massieren und eine Duschhaube über das Haar stülpen oder ein warmes Handtuch um den Kopf wickeln. Den Conditioner 20 Minuten lang einwirken lassen und anschließend mit warmem Wasser gründlich ausspülen und das Haar mit Shampoo wie gewohnt waschen.

Diese Maske ist ideal nach einem Sommersonnentag am Strand oder am Baggersee, wenn die Haut von (Salz-)Wasser, Sonne und Hitze strapaziert und ausgetrocknet ist.

Avocado-Maske

Zutaten:

1 frische Avocado

1 Teelöffel flüssiger Honig

1 Teelöffel Hamameliswasser (gibt's in der Apotheke)

1 Teelöffel reiner Apfelessig

1 Eigelb

3 Esslöffel Olivenöl

So wird's angerührt:

Die Avocado schälen, das Fruchtfleisch zerdrücken und in einer Schüssel mit dem Honig verrühren. Hamameliswasser und Essig dazugeben, dann das Eigelb separat schaumig schlagen und ebenfalls einrühren. Zum Schluss das Olivenöl tropfenweise unter Rühren dazugeben. Das Ganze zu einer homogenen Masse verrühren.

Und so macht's schön:

Den Mix großzügig im Gesicht verteilen und die Maske zwischen 20 und 30 Minuten einwirken lassen. Dann mit warmem Wasser abspülen.

Hast du mal wieder eine anstrengende Rave-Nacht hinter dich gebracht? Guck gar nicht erst in den Spiegel … glaub einfach, dass deine Haut dir jetzt für eine Extraportion Pflege verflixt dankbar sein wird! Diese Maske nährt und glättet jedenfalls traumhaft.

Avocado-Creme-Maske

Zutaten:

3 Teelöffel Fruchtfleisch einer reifen Avocado
½ Esslöffel Nährcreme
etwas Zitronensaft

So wird's angerührt:

Das Avocadofleisch fein zerdrücken und mit Nährcreme und Zitronensaft glatt rühren.

Und so macht's schön:

Das Püree auf dem Gesicht verteilen, die Augenpartie dabei aussparen. Etwa 20 Minuten einwirken lassen und dann mit warmem Wasser abspülen.

Bei sehr trockener, spröder Haut, kannst du diese Maske täglich anwenden. Ansonsten hilft sie dir immer dann aus der Misere, wenn außergewöhnliche Ereignisse allzu deutliche Spuren auf deinem Gesicht hinterlassen haben!

FÜR GESICHT UND KÖRPER

Für dieses Beauty-Rezept brauchst du die Kraft der Avocado-kerne. Das Peeling eignet sich besonders für trockene Haut.

Avocado-Feuchtigkeits-Peeling

Zutaten:
2 bis 3 frische Avocadokerne
250 ml (1 Tasse) Milch
Wasser oder Jogurt (Menge je nach Anzahl der Kerne und deren Größe)

So wird's angerührt:
Die Kerne ein paar Tage trocknen lassen. Steinhart dürfen sie allerdings nicht werden, da sie sonst die Mühle ruinieren. Die Kerne in einer Gewürz- oder Kaffeemühle zu einem feinen, mehligen Pulver zermahlen. Das Pulver in eine Schüssel geben und mit Milch und Wasser bzw. Jogurt zu einer Paste anrühren.

Und so macht's schön:
Jetzt ab unter die Dusche oder in die Badewanne und dort die Paste in kreisenden Bewegungen auf dem ganzen Körper verteilen. Das geht mit den Händen ebenso wie mit einem Frottierhandschuh. Bei den Fingern und Zehen anfangen und jeweils zum Körper hin massieren. Der letzte Klecks kommt ins Gesicht. Das Peeling 10 Minuten einwirken lassen. Anschließend erst warm abbrausen, dann die Dusche ganz mutig langsam kälter rieseln lassen. Danach abtrocknen.

FÜR DEN KÖRPER

Als Maske für den Körper nährt und glättet die Avocado und gibt ihre Vitamine großzügig an deine Haut ab. Im Mix mit Jogurt eignet sich die fetthaltige Frucht bestens für den Kampf gegen fettige Haut.

Saure Avocado-Jogurt-Maske

Zutaten:

    1 reife Avocado
    1 Teelöffel Zitronensaft
    etwas Jogurt

So wird's angerührt:

    Die Avocado halbieren, das Fruchtfleisch herauslöffeln und mit dem Pürierstab pürieren. Mit Zitronensaft und Jogurt verrühren.

Und so macht's schön:

    Am besten stellst du dich in die Duschkabine und trägst die Maske großzügig auf dem ganzen Körper auf. Meinst du, du schaffst es, die Maske 30 Minuten einwirken zu lassen? So lange solltest du dem grünen Vitaminspender Zeit lassen, sich von seinen wertvollen Inhaltsstoffen zu trennen, um sie dir zu überlassen.

Variante:

    Wer trockene Haut hat, nimmt statt Jogurt Sahne, Olivenöl oder eine Nährcreme.

Kern, Fruchtfleisch und Schale sagen in diesem Fuß-Peeling rauen Sohlen mit vereinten Kräften den Kampf an. Sie entfernen tote Hautschüppchen und sorgen dafür, dass sich Hornhaut und Schwielen in Nichts auflösen. Ein bisschen Rubbeln und schon werden aus strapazierten Sohlen zarte Elfenfüßchen!

Fuß-Peeling mit Avocado

Zutaten:

  1 Avocadokern (bereits einige Tage getrocknet)
  ½ reife Avocado
  ¼ Tasse Maismehl
  1 Teelöffel Meersalz

So wird's angerührt:

  Den getrockneten Kern in mehrere Stücke brechen und in einer Kaffee- oder Getreidemühle fein mahlen. Die Avocado schälen und die Schale zur Seite legen. Die Frucht zerdrücken und mit dem Maismehl, 1 Tasse gemahlenem Kern und dem Salz mischen.

Und so macht's schön:

  In einer Fußwanne oder auf dem Badewannenrand sitzend den Avocadomix sanft in die Füße massieren. Dabei an den Zehen anfangen und jedes Glied einzeln kneten. Dann unter dem Fuß am Ballen fortfahren. Von da arbeitest du dich mit kreisenden Bewegungen bis zur Ferse vor. Schließlich Spann und Knöchel sanft mit der Paste massieren. Die Füße lauwarm abspülen und die Fußmassage mit der Avocadoschale fortsetzen: Mit der Innenseite der Schale besonders über alle rauen Stellen wie Sohle, Ferse und Knöchel fahren. Dann das abgegebene Öl gründlich einmassieren. Keine Sorge, das anfangs deutlich sichtbare Grün der Avocado verschwindet nach einigen Streicheleinheiten und macht einem super Moisturizingeffekt Platz.

TIPP

Die Avocado – Beauty-Bote und Stresskiller in einem. Wenn dir im wahrsten Sinn des Wortes der Schädel brummt und du vor Ärger und Kopfweh nicht mehr geradeaus gucken kannst, dann lehnst du dich am besten zurück und löffelst eine Avocado. Denn diese Frucht ist ein Wellness-Ereignis all inclusive: Sie enthält unter anderem das natürliche Schmerzmittel Salicylsäure. Weitere Inhaltsstoffe sind Magnesium und Kalium – beide Stresskiller erster Güte. Und schließlich enthält die Avocado Stoffe, die den Glücksboten Serotonin freisetzen.

Schön mit Bananen

Die Vitamin B-Bombe versorgt Muskeln mit der nötigen Energie und macht sich mit Nervenvitamin B_1 und dem für eine gesunde Haut zuständigen B_2 im Ernährungs- und Schönheitsplan unentbehrlich. Ebenfalls reichlich in dem krummen Ding enthalten ist Vitamin B_6, auch Pyridoxin genannt. Übrigens ein super Mittel gegen typische prämenstruelle Beschwerden. Wem das noch nicht reicht, der wird sich vielleicht von der großen Portion Magnesium in der Banane überzeugen lassen. Darin wird die Banane unter den Obstsorten nur noch von der Papaya und der Passionsfrucht geschlagen. Magnesium ist am Aufbau von Knochen und Zähnen beteiligt und hat großen Einfluss auf die Reizbarkeit der Nerven.

TIPP

Es kann nichts schaden, sich einen kleinen Vorrat an Bananen anzulegen. Denn die krummen Dinger machen nicht nur äußerlich schön, sondern auch innerlich rundum happy. Sie enthalten besonders viel Serotonin, ein Hormon, das wahre Wunder als Glücksdroge und Superwaffe gegen schlechte Laune und Heißhunger auf Süßes bewirkt.

FÜRS GESICHT

Wenn deine Haut dir öfter mal mit Rötungen und Irritationen das Leben schwer macht, ist die nährende Bananen-Quark-Packung genau das Richtige. Sie spendet Feuchtigkeit und beruhigt – Eigenschaften, von der aber auch eine normale Haut profitiert.

Bananen-Quark-Packung

Zutaten:

½ reife Banane

2 Esslöffel Quark (Halb- oder Vollfettstufe)

1 Teelöffel Zitronensaft

So wird's angerührt:

Die Banane zunächst mit der Gabel zerdrücken, dann mit Quark und Zitronensaft verrühren.

Und so macht's schön:

Die Packung großzügig aufs Gesicht auftragen und das Ganze nach etwa 15 Minuten mit lauwarmem Wasser abspülen.

FÜR GESICHT UND DEKOLLETEE

Einmal Samthaut gefällig? Wenn's ein toller Abend in einem tief ausgeschnittenen Top werden soll und du nachmittags noch etwas Zeit hast – dann ran an den Obstkorb! Banane und Olivenöl geben mit vereinten Wirkstoffen eine feuchtigkeitsspendende, nährende Packung ab, die dir eine Haut wie aus Samt und Seide beschert.

Bananen-Wickel

Zutaten:

  1 sehr reife Banane

  2 Esslöffel Olivenöl

So wird's angerührt:

  Die Banane mit der Gabel zerdrücken und mit dem Öl glatt rühren.

Und so macht's schön:

  Den Bananenbrei großzügig auf Gesicht, Hals und Dekolletee auftragen und alles erst mit Papiertaschentüchern, dann mit einem warmen, feuchten Handtuch abdecken. Gemütlich aufs Sofa legen und etwa 1 Stunde den schönsten Tagträumen nachhängen oder schon mal überlegen, was zu dem Top am besten aussieht ... Nach der Einwirkzeit den Bananen-Wickel mit warmem Wasser abspülen.

Mehr Rezepte mit Bananen auf Seite 226 (»Mit heiler Haut durch den Sommer«).

Schön mit Erdbeeren

Die leckeren roten Früchtchen wirken wie eine kleine Putz-kolonne, sie reinigen und klären die Haut porentief. Sie ent-halten unter anderem Salicylsäure, die hilft, tote Hornschüpp-chen abzutragen. Die Haut wird weich, atmet auf und kann Feuchtigkeit und Pflegemittel besser aufnehmen. Erdbeeren haben außerdem einen leicht bleichenden Effekt auf Haut und Zähne und putzen Flecken einfach weg. Sie enthalten reich-lich Vitamin C und die Mineralstoffe Calcium, Phosphor und Magnesium, ohne die in unserem Knochengerüst nichts läuft.

TIPP

Wenn du auf Erdbeeren allergisch reagierst, verwendest du für alle Rezepte Himbeeren.

FÜR DIE ZÄHNE

Was kann dir schon passieren an einem Tag, der mit Erdbeeren vor dem Frühstück beginnt und dem du mit strahlend weißen Zähnen ins Gesicht lachst?

Erdbeer-Zahnreiniger

Zutaten:

    3–6 reife Erdbeeren

    2 Teelöffel Natriumbicarbonat

    1 Teelöffel Weinstein (gibt's beides in der Apotheke)

    1 Tasse Wasser

So wird's angerührt:

    Die Erdbeeren in einem Mixer pürieren und das Fruchtmus
    auf einen Unterteller geben.

Und so macht's schön:

    Mit der Zahnbürste das Erdbeermus auf die Zähne auftra-
    gen und 5 Minuten einwirken lassen. Eine Tasse mit Was-
    ser füllen und 1 Teelöffel von dem Natriumbicarbonat so-
    wie den Teelöffel Weinstein hinzufügen. Mit dieser Lö-
    sung den Mund ausspülen. Dann die Zähne mit dem zwei-
    ten Löffel Natriumbicarbonat putzen. Den Mund gut mit
    klarem Wasser ausspülen.

FÜRS GESICHT

Ein Tiefenreiniger der besonderen Art sind Erdbeer-Masken. Sie machen die Haut weich und fest.

Erdbeer-Maske

Zutaten:

½ Tasse frische Erdbeeren
1 Esslöffel frische Milch
1 Esslöffel Reismehl

So wird's angerührt:

Die Erdbeeren im Mixer pürieren und mit den anderen Zutaten verrühren.

Und so macht's schön:

Die Erdbeerpaste großzügig auf Gesicht und Hals verteilen und etwa 20 Minuten einwirken lassen. Dann mit warmem Wasser abspülen und das Gesicht trockentupfen.

Variante:

Anstelle von Milch und Reismehl die pürierten Erdbeeren mit 1 Esslöffel Jogurt verrühren. Auftragen und einwirken lassen wie oben beschrieben. Erst warm abspülen, dann kalt nachspülen. Diese beruhigende und kühlende Maske ist auch ein wirksames Trostpflaster für sonnenverbrannte Haut.

Und noch eine reinigende Erdbeermaske, diesmal für fettige und unreine Haut. Auch sie hat eine kühlende, beruhigende Wirkung auf Haut, die zu viel Sonne abbekommen hat. Übrigens: Walderdbeeren wirken noch besser!

Erdbeer-Creme-Maske

Zutaten:

4 frische Erdbeeren

½ Esslöffel Nährcreme

etwas Zitronensaft

So wird's angerührt:

Die Erdbeeren in einem Mixer pürieren und mit Nährcreme und Zitronensaft zu einem homogenen Brei verrühren.

Und so macht's schön:

Diesen Brei großzügig auf dem Gesicht verteilen und etwa 15 Minuten einwirken lassen, danach mit lauwarmem Wasser abspülen.

Variante:

Wenn deine Haut bei Klimaveränderungen oder nach einem langen Flug leicht austrocknet, kannst du die Maske abwandeln, damit sie deine Haut nährt und beruhigt: Statt Nährcreme und Zitronensaft nimmst du 1 Teelöffel Honig und 1 Esslöffel süße Sahne und verrührst beides mit den pürierten Erdbeeren. Auftragen und 20 Minuten einwirken lassen. Dann mit lauwarmem Wasser abspülen.

FÜR DEN KÖRPER

Es duftet, nährt und sorgt allein seiner Farbe wegen für gute Laune – mit dem rosaroten, reichhaltigen Erdbeer-Bad kannst du deine empfindliche Haut so richtig verwöhnen.

Erdbeer-Bad

Zutaten:

½ Tasse reife Erdbeeren

½ Tasse süße Sahne

2 Tassen Wasser

1 Teelöffel Rizinusöl

So wird's angerührt:

Alle Zutaten in einen Mixer geben und zu einer cremigen Flüssigkeit verquirlen. Hinein mit dem Mix ins warme Badewasser und gut umrühren!

Und so macht's schön:

Einfach eintauchen ins paradiesische rosafarbene Bad und 15 Minuten entspannen, während die Erdbeeren deine Haut reinigen und das Pflegeduo Rizinusöl und Sahne sie glatt und weich macht!

Schön mit Kiwis

Der haarige Neuseeland-Import in Hühnereigröße steckt in puncto Vitamin C alle anderen Obstkollegen in die Tasche. Kaum zu glauben, aber wahr: Eine Kiwi hat davon mehr zu bieten als eine Orange, eine Zitrone und eine Grapefruit zusammen! Wenn man sie nicht gerade genussvoll verspeist, betätigt sich die Kiwi auf der Haut als natürlicher »Zusammenzieher«. Und dank des Eiweiß spaltenden Enzyms Actinidin befreit sie deine Haut von toten Hornschüppchen.

FÜRS GESICHT

Durch die adstringierende Wirkung ist der Kiwi-Cleanser genau das richtige Gesichtswasser für fettige, unreine, großporige Haut.

Kiwi-Cleanser

Zutaten:

1 Kiwi

1 Tasse Wasser

1 Teelöffel Wodka

So wird's angerührt:

Die Kiwi schälen und in einer hitzebeständigen Keramikschüssel zu Mus drücken. Das Wasser aufkochen, darüber gießen und etwa 20 bis 30 Minuten warten, bis der Mix abgekühlt ist. Das Ganze durch ein feines Sieb abseihen und so Fruchtfleisch und Kerne entfernen. Eventuell noch einmal durch eine Filtertüte geben, damit auch wirklich nichts Grobes übrig bleibt. Dann den Wodka dazugeben, gut umrühren und den Cleanser in eine saubere, verschließbare Flasche füllen.

Und so macht's schön:

Die Flüssigkeit mit einem Wattepad oder -bausch auf das Gesicht auftragen. Dabei die Augenpartie aussparen. Wer besonders empfindliche Haut hat, spült das Gesicht hinterher mit kaltem Wasser ab.

Schön mit Melonen

Honig-, Cantaloupe- und Wassermelonen enthalten Vitamin A, B und C, die die Haut vor Gesundheit nur so strotzen lassen. Melonen sind besonders für einen trockenen Teint geeignet.

FÜRS GESICHT

Melonen-Maske

Zutaten:

Frisches Melonenfleisch

So wird's angerührt:

Das frische Melonenfleisch in hauchdünne Scheiben schneiden.

Und so macht's schön:

Den Kopf bequem zurücklegen und die Melonenscheiben auf Gesicht und Hals verteilen. Etwa 15 bis 20 Minuten einwirken lassen und anschließend das Gesicht gründlich mit kaltem Wasser abspülen.

Was Melonen noch so können, steht auf den Seiten 234 und 241 (»Mit heiler Haut durch den Sommer«).

Schön mit grünen Trauben

Grüne Trauben erfrischen und sind besonders für die Behandlung von fettiger Haut geeignet, da sie die Poren verengen und überschüssiges Fett absorbieren.

FÜRS GESICHT

Versuch's mal mit der Weintrauben-Creme-Packung, und du wirst sehen, dass die Trauben der Schönheit gar nicht so hoch hängen.

Weintrauben-Creme-Packung

Zutaten:
½ Tasse grüne Weintrauben
½ Esslöffel Nährcreme
½ Teelöffel Honig

So wird's angerührt:
Die Trauben gut waschen und mit dem Löffelrücken durch ein Sieb drücken. Den Saft mit Nährcreme und Honig zu einer Paste verrühren.

Und so macht's schön:
Die Packung mit den Fingern großzügig im Gesicht verteilen und mit einem feuchten, warmen Handtuch bedecken. Nun kannst du dich die nächsten 30 Minuten erst mal voll auf deine Schönheit konzentrieren. Danach die Packung mit warmem Wasser abwaschen und sich über die erfrischte Haut freuen.

Schön mit Orangen

Orangen beruhigen den Teint und machen die Haut glatt und weich, weil sie einen straffenden Effekt haben.

FÜRS GESICHT

Orangen-Auflage

Zutaten:

1 Orange

So wird's angerührt:

Die Orange schälen, häuten und quer in dünne Scheiben schneiden.

Und so macht's schön:

Mit den Orangenscheiben das Gesicht bedecken und etwa 20 Minuten den belebenden Duft der Frucht genießen – deine Haut wird hinterher herrlich frisch sein.

Weitere Tipps und Rezepte mit Orangen findest du auf den Seiten 199 (»Wie du Väterchen Frost austrickst«), 210 (»Endlich Frühling!«) und 225 (»Mit heiler Haut durch den Sommer«).

> TIPP
>
> Wenn dir der Duft der Orangen gefällt, dann benutze frisch gepressten Orangensaft doch morgens einfach als Gesichtswasser. 1 Esslöffel voll auf einen Wattebausch geben und das Gesicht damit abreiben.

Schön mit Papayas

Diese Früchte sind die alten Hasen der internationalen Beauty-Szene. Papayas sind seit Menschengedenken aus dem Hautpflegeprogramm der Indiofrauen Lateinamerikas nicht mehr wegzudenken. Diese setzen das getrocknete Pulver der Früchte ein, um ihre Haut zu schützen. Denn wer ständig starker Sonneneinstrahlung ausgesetzt ist, braucht einen Schild, einen Radikalfänger und Feuchtigkeitsbinder. Und für diese Aufgabe ist die Tropenfrucht bestens geeignet. Denn Papayas schützen die Haut vor schädlichen Umwelteinflüssen. Darüber hinaus sind sie reich an Vitaminen und Enzymen und enthalten unter anderem das Eiweiß spaltende Enzym Papain. Es löst totes Zellgewebe ab, macht die Haut weich und entgiftet den Körper. Wenn du von all diesen Vorteilen der Superfrucht profitieren willst, solltest du auf jeden Fall reife Früchte verwenden.

TIPPS

* Schön und gesund macht die Papaya übrigens auch von innen: Sie enthält viel Eiweiß und kräftigt die Muskulatur.
* Ein Mix aus Schale, Frucht und Kernen bringt die Verdauung in Schwung.

FÜRS GESICHT

Ein Porenputzer erster Güte, dieses Dampfbad. Außerdem hilft es bei fleckiger, irritierter Haut.

Papaya-Dampfbad

Zutaten:

1 sehr reife Papaya

So wird's angerührt:

Die Papaya zu Mus zerdrücken. Dampfbad nach dem Rezept auf Seite 14 zubereiten.

Und so macht's schön:

Das Papayamus großzügig über das Gesicht verteilen, dabei die Augenpartie aussparen. Dampfbad nach Anleitung machen.

TIPP

Die Kerne beseitigen mit ihrer leichten Schärfe Mundgeruch. Man kann sie knabbern oder in der Kaffeemühle zermahlen und zum Würzen verwenden.

Wer bisher vergeblich von einem zarten Teint geträumt hat, dem sei dringend die folgende Maske empfohlen!

Papaya-Maske

Zutaten:

1 Papaya

1 Teelöffel Honig

1 Messerspitze Safran

So wird's angerührt:

Die Papaya zu Mus zerdrücken und Honig und Safran unterrühren.

Und so macht's schön:

Die Maske mit einem Pinsel auftragen, dabei die Augenpartie aussparen. Entspannt zurücklehnen oder in einem duftenden Bad versinken und nach 15 Minuten den fruchtigen Schönmacher mit warmem Wasser gut abwaschen.

FÜR DIE LIPPEN

Spröde und rissige Lippen können vor allem bei extremer Witterung zum Problem werden, und auch hier schafft die Superfrucht aus der Karibik Abhilfe.

Lippen-Packung

Zutaten:

   1 sehr reife Papaya oder
   1 Tasse Papayasaft

So wird's angerührt:

   Die Papaya zu Mus zerdrücken.

Und so macht's schön:

   Die Haare aus dem Gesicht nehmen und eine entspannte Rückenlage einnehmen – das ist überhaupt die ideale Ausgangsposition für eine Erfolg versprechende Schönheitsaktion. Nun das Papayamus großzügig auf den und rund um die Lippen verteilen. Hast du dich für den Saft entschieden, so tupfst du diesen mit einem Wattebausch auf. 10 Minuten einwirken lassen, dann das Ganze mit kaltem Wasser abspülen.

FÜR HÄNDE UND FÜSSE

Nichts geht über gepflegte Hände. Klingt zwar etwas anti-
quiert, aber unsere Hände sind nun mal die beste Visitenkar-
te. Auf jeden Fall macht's dich sicherer, mit schönen Händen
zu kokettieren, als sie beim Flirten verstecken zu müssen,
oder?

Nagelhaut-Softener

Zutaten:

>2 Esslöffel Papayasaft
>2 Esslöffel Weizenkeimöl
>1 Teelöffel Olivenöl

So wird's angerührt:

>Im Mixer Saft und Weizenkeimöl auf der höchsten Stufe
>einige Minuten mischen. Den Mix in eine kleine Schüssel
>gießen, das Olivenöl in eine weitere Schale geben.

Und so macht's schön:

>Jede Hand jeweils 5 Minuten im Papayamix einweichen.
>Dann mit lauwarmem Wasser abspülen. Ein Orangenholz-
>stäbchen ins Olivenöl tauchen und damit die Nagelhaut
>zurückschieben. Das Olivenöl jeweils in das Nagelbett ein-
>massieren.

Schön mit Zitronen

Vitamin C, ätherische Öle – alle Werte im grünen Bereich! Ob Saft, Fruchtfleisch oder Schale – der frische Wonneproppen stellt sich voll und ganz in den Dienst der Schönheit. Sein größtes Plus sind: die ätherischen Öle mit ihren gewebefestigenden Eigenschaften. Aber das gelbe, säuerliche Beauty-Wunder kann noch mehr: Seine Wirkstoffe helfen, kleine Unreinheiten abzutragen, und regenerieren dabei den natürlichen Säureschutzmantel der Haut. Und dann der Duft! Vom Kopf bis zu den Zehen einschließlich deiner Laune – die Zitrone bringt mit Sicherheit jeden Quadratzentimeter an dir auf Trab!

TIPPS

- Deine Fingernägel werden schön rosig, wenn du sie häufig mit Zitronensaft bürstest.
- Wer sich mit Frühjahrsmüdigkeit herumschlägt, gibt ein paar Tropfen Zitronenöl in die Aromalampe, und schon heben sich die Lider von ganz allein!
- Hat dich ein Insekt gestochen? Besonders das Jucken und Brennen von Bienen- und Wespenstichen lässt sich mildern, wenn du aus etwas Zitronensaft, Natriumbicarbonat und Wasser eine Paste rührst und den Stich damit bestreichst.

FÜR DIE HAARE

Wenn's nicht nur reinigen, sondern auch gut duften soll, dann liegst du mit dem milden und pflegenden Zitronen-Ei-Shampoo genau richtig. Außerdem bringt es dein Haar zum Glänzen.

Zitronen-Ei-Shampoo

Zutaten:

1–2 Eigelb(e)

½ Zitrone

1 Teelöffel Rum

So wird's angerührt:

Die ½ Zitrone auspressen und den Saft mit Rum und Eigelb(en) verrühren.

Und so macht's schön:

Haare wie gewohnt waschen und das Shampoo 1, 2 Minuten einwirken lassen. Dann gründlich ausspülen, die Haare trocknen und für den tollen Glanz jede Menge Komplimente einheimsen!

Hier eine Shampoo-Variante gegen fettiges Haar mit 2 Zutaten aus der Apotheke: Seifenkraut und Zitronenöl.

Zitronen-Shampoo

Zutaten:

Saft 1 Zitrone

5 Teelöffel Seifenkraut

5 Tropfen Zitronenöl

2 Eigelbe

½ Liter Wasser

So wird's angerührt:

Zunächst das Seifenkraut ins Wasser geben und langsam zum Kochen bringen. Kurz aufkochen lassen, den Topf vom Herd nehmen, die Mischung auf Handwärme abkühlen lassen und durchseihen. Dann den Zitronensaft, das Zitronenöl und die Eigelbe in die Kräuterflüssigkeit geben und zu einem Shampoo zusammenrühren.

Und so macht's schön:

Das Haar mit dem Shampoo einschäumen, Augen zu und dabei von Zitronenhainen im sonnigen Spanien träumen! Ausspülen und sich darüber freuen, dass diese Haarwäsche den Fetthaushalt deiner Kopfhaut prima reguliert hat!

Die richtige Packung für einen verregneten Sonntag, denn sie sollte eine Stunde einwirken. Die Belohnung: umwerfend glänzende und leicht kämmbare Haare.

Zitronen-Ei-Packung

Zutaten:

1 Zitrone
1–2 Eigelb(e)
1 Esslöffel Olivenöl

So wird's angerührt:

Die Zitrone auspressen und den Saft bereitstellen. Je nach Haarlänge 1 oder 2 Eigelb(e) in eine Schüssel geben und das Olivenöl unter ständigem Rühren tropfenweise hinzufügen. Es entsteht eine Majonäse. Den Zitronensaft dazugießen und alles gut verquirlen.

Und so macht's schön:

Haare wie gewohnt waschen und antrocknen. Dann die Packung gleichmäßig auf dem Haar verteilen. Frischhaltefolie und darüber ein vorgewärmtes Handtuch um den Kopf wickeln. 1 ganze Stunde einwirken lassen und vielleicht die Zeit für eine Maniküre nutzen. Mehr dazu auf Seite 219 (»Endlich Frühling!«). Nach der Stunde die Haare gründlich mit nicht zu heißem Wasser ausspülen und trocknen.

FÜRS GESICHT

Wenn du das Gefühl hast, dein Gesicht braucht eine Tiefenreinigung, ist auch das ein Fall für die Zitrone. Die Waschcreme mit der Schale der Zitrusfrucht ist besonders an heißen Tagen ein echter Frischekick!

Zitronen-Waschcreme

Zutaten:

    2 ungespritzte Zitronen
    1 Esslöffel Pflanzenöl

So wird's angerührt:

    Die Zitronen unter heißem Wasser abbürsten, dann abtrocknen. Die Zitronenschale fein abreiben und auf Küchenkrepp trocknen lassen. Dann die Schale mit dem angewärmten Öl zu einem Brei rühren.

Und so macht's schön:

    Das gereinigte Gesicht mit kreisförmigen Bewegungen mit dem Brei abreiben, dabei nicht zerren. Anschließend mit lauwarmem Wasser abwaschen. Ein super Feeling, das du dir alle 2 Wochen gönnen solltest.

Gucken dich im Spiegel nicht nur Sommersprossen, sondern auch miese Mitesser und fiese Pickel an? Hier ist die Lösung!

Zitronen-Cognac-Lösung

Zutaten:

1 Zitrone

1 Teelöffel Cognac

So wird's angerührt:

Die Zitrone auspressen und den Saft mit dem Cognac mischen.

Und so macht's schön:

Einfach einen Wattebausch in den Mix tunken, mehrmals täglich Pickel und Mitesser betupfen und bald wieder lächeln können!

> **TIPP**
>
> Wenn dir eine besonders unreine Haut zu schaffen macht, solltest du mehrmals täglich und besonders vor dem Schlafengehen mit 1 Scheibe Zitrone über die unreinen Partien fahren oder ein Wattepad mit Zitronensaft tränken und Pickel und Mitesser damit betupfen.

Engländerinnen sind bekannt für ihren makellosen Teint, und sie sollen auch die ersten Frauen gewesen sein, die die inneren Werte der Zitrone für ihre Schönheit entdeckt haben. Das folgende Rezept ist ein englischer Schönheitsklassiker. Die Maske klärt und reinigt dunkle Poren, sie zieht die Haut ein bisschen zusammen, glättet und wirkt herrlich erfrischend.

Zitronen-Reinigungs-Maske

Zutaten:

1 ungespritzte Zitrone

1 Eigelb

So wird's angerührt:

Die Zitrone in 2 Hälften schneiden und die eine Hälfte auspressen. In diese Hälfte das Eigelb füllen. Einige Stunden, am besten über Nacht stehen lassen. Das Eigelb nimmt in dieser Zeit die duftenden ätherischen Öle aus der Zitronenschale auf. Kurz vor dem Auftragen noch ein paar Tropfen Zitronensaft hinzufügen.

Und so macht's schön:

Die Eigelbmasse mit einem Pinsel gleichmäßig auf Gesicht und Hals verteilen. Nach 20 Minuten spülst du die Maske mit viel warmem Wasser gründlich ab.

Und hier eine Reinigungslösung für jeden Tag.

Zitronen-Milch-Reinigungslösung

Zutaten:

1 Zitrone

100 Milliliter Milch

1 Esslöffel Honig

So wird's angerührt:

Die Zitrone auspressen und den Saft in die Milch rühren. Dann den Honig dazugeben und durch Umrühren auflösen.

Und so macht's schön:

Einen Wattebausch in die Zitronenmilch tauchen und damit das Gesicht betupfen. Den sauren Mix etwa 5 Minuten einwirken lassen, dann das Gesicht mit warmem Wasser abspülen.

TIPP

Dein Hautbild kannst du auch dadurch verbessern, dass du jeden Morgen ein Glas warmes Wasser mit dem Saft einer Zitrone trinkst. Die Zitrone bewirkt, dass Giftstoffe schneller aus dem Körper ausgeschieden werden.

FÜR DEN KÖRPER

Fühlst du dich müde und irgendwie schlaff? Dann hat sich dein Körper eine Abreibung verdient! Am besten mit Zitronen-Essig, der treibt den Blues aus dem Body und macht wieder fit, denn Zitrone festigt das Bindegewebe und sorgt mit ihrem frischen Duft für gute Laune!

Zitronen-Essig

Zutaten:

2 ungespritzte Zitronen

¾ Liter Weinessig

So wird's angerührt:

Die Zitronenschale hauchdünn abschälen und mit dem Weinessig in eine Flasche füllen, 2 Wochen stehen lassen und dann durchfiltern.

Und so macht's schön:

Den Zitronen-Essig morgens nach dem Duschen auf den ganzen Körper auftragen und super erfrischt in den Tag starten!

Du möchtest dich lieber ein bisschen in der Wanne aalen und trotzdem den Frischekick für den Tag bekommen? Dann ist dieses Zitronenbad unverzichtbar! Du musst es aber am Vorabend vorbereiten.

Zitronenbad für Morgenmuffel

Zutaten:

1 Zitrone

1 Esslöffel Honig

5 Tropfen Zitronenöl

2 Tropfen Rosmarinöl

2 Tropfen Eukalyptusöl (gibt's jeweils in der Apotheke)

So wird's angerührt:

Am Vorabend die Zitrone in Scheiben schneiden und in eine Schale legen. Anschließend mit Wasser auffüllen, so dass die Scheiben gerade bedeckt sind, und das Ganze über Nacht stehen lassen.

Am nächsten Morgen verrührst du nur noch die Öle mit dem Honig und gibst sie zusammen mit Zitronenwasser und den -scheiben in die volle Wanne.

Und so macht's schön:

Nun nichts wie rein ins Zitrusbad und von Minute zu Minute die prickelnde Frische spüren, die die Zutaten deinem müden Geist und Körper einhauchen! Nach 15 Minuten wirst du vor Tatendrang platzen und superfit in einen ereignisreichen Tag starten können!

FÜR DIE FÜSSE

Wenn du mal wieder stundenlang shoppen warst und deine Füße so müde sind, dass du sie schon gähnen hörst, dann gönne ihnen dieses erfrischende Fußbad.

Zitronen-Fußbad

Zutaten:

1 Zitrone
5 Tropfen Zitronenöl
3 Tropfen Lavendelöl
1 Esslöffel Sahne

So wird's angerührt:

Die Zitrone auspressen und den Saft beiseite stellen. Die restlichen Zutaten mixen und in eine Fußwanne mit warmem Wasser einrühren.

Und so macht's schön:

Die Füße etwa 15 Minuten im duftenden Öl-Sahne-Mix baden und dann abtrocknen. Nun kommt der Zitronensaft zum Einsatz: Den frischen Saft gut in die Haut massieren und so den Füßen Flügel verleihen!

SCHÖN MIT GEMÜSE

Wusstest du, dass du mit Rhabarber schimmernde Effekte ins Haar zaubern kannst und dass Tomaten eine wirksame Formel gegen Mitesser in sich bergen? Oder dass sich Karotten mit viel Einfühlungsvermögen für sensible, empfindliche Haut stark machen und eine Salatgurke nur so darauf brennt, deinen Sonnenbrand zu kühlen und deiner fettigen Haut auf die Sprünge zu helfen? All das ist dir neu? Na, dann erwarten dich auf den nächsten Seiten noch jede Menge weitere Beauty-News.

TIPP

Wenn deine Haut mal müde aussieht, zaubert eine Packung aus weißen Bohnen wieder Frische ins Gesicht. Einfach eine Tasse weiße Bohnen weich kochen, abgießen und durch ein Sieb drücken. Den Bohnenbrei mit je 1 Esslöffel Weizenkeimöl und Honig sowie ½ Esslöffel Zitronensaft verrühren. Den warmen Brei auf dem Gesicht verteilen, die Packung etwa 15 Minuten einwirken lassen und lauwarm abspülen.

Schön mit Gurke

Erfrischend wie eine kühle Dusche nach einem heißen Tag – die Salatgurke ist im Beauty-Business in erster Linie für die Coolness zuständig. Sie beruhigt die Haut, wirkt Juckreiz entgegen und kann sogar bleichen. Besonders fettiger Haut macht sie mit links den Garaus, denn sie hat eine reinigende und adstringierende, sprich zusammenziehende Wirkung auf erweiterte Poren. Da sie dabei besonders mild vorgeht, eignet sie sich auch für alle anderen Hauttypen.

TIPP

Wenn grüner Salat auf dem Speiseplan steht, dann leg doch 4 bis 6 große Blätter zur Seite. Sie geben eine straffende, beruhigende und erfrischende Gesichtspackung für jeden Hauttyp ab. Die Blätter waschen, abtrocknen und auf Küchenkrepp auslegen. Ein paar Tropfen Zitronensaft und etwas Olivenöl darauf träufeln und die Blätter gute 20 Minuten liegen lassen. Wenn sie weich sind, verteilst du sie auf Gesicht und – wenn's reicht – Dekolletee. Leicht andrücken und ein feuchtes, warmes Handtuch darauf legen. Nach knapp 30 Minuten kannst du die Blätter entfernen. Überschüssiges Öl nimmst du mit einem Papiertaschentuch ab.

FÜRS GESICHT

Zu viel über den Büchern gesessen und gebüffelt? Oder zu lange ferngesehen? Gurken wirken beruhigend auf überanstrengte Augen.

Gurken-Augenmaske

Zutaten:

¼ Gurke

So wird's angerührt:

Die Gurke in hauchdünne Scheiben schneiden.

Und so macht's schön:

Den Bereich um die Augen mit Wasser benetzen, hinlegen und jeweils mehrere Scheiben auf beide Augenlider legen. Je nach Ausdauer und Geduld 5 bis 10 Minuten einwirken lassen.

Diese Packung zieht die bei fettiger Haut erweiterten Poren zusammen und sorgt für ein porentief reines, frisches Gefühl.

Gurken-Packung

Zutaten:

1 Stück Gurke (etwa 10 Zentimeter)

So wird's angerührt:

Die Gurke fein raspeln.

Und so macht's schön:

Die Gurkenraspel auf dem Gesicht verteilen und eine feuchte, warme Kompresse (siehe Seite 15) darüber legen. Nach etwa 20 Minuten die Gurkenraspel mit einem Papiertaschentuch abnehmen. Nicht abspülen, sondern danach die gewohnte Pflegecreme auftragen.

Variante:

Rühr unter die Gurkenraspel einen ½ Esslöffel Nährcreme und ein paar Spritzer Apfelessig. Aufs Gesicht auftragen, einwirken lassen und abnehmen wie oben beschrieben. Auch diese Packung entzieht fettiger und unreiner Haut den Nährboden für Pickel und Mitesser und wirkt adstringierend.

FÜR DEN KÖRPER

Wenn deine Haut trocken ist, sich schuppt und unangenehm juckt – zum Beispiel bei kalter Witterung –, so will sie dir damit sagen, dass sie großen Durst hat. Biete ihr doch einfach einen Gurkencocktail an!

Gurken-Körper-Maske

Zutaten:

3–5 Gurken

... und einen Menschen, der's gut mit dir meint!

So wird's angerührt:

Die Gurken in dünne Scheiben schneiden und auf einen Teller legen.

Und so macht's schön:

In einem warmen Zimmer auf den Bauch in eine bequeme Position legen. Der Assistent verteilt nun etwa die Hälfte der Gurkenscheiben so auf dem Rücken, dass sie dicht an dicht liegen, sich aber nicht überlappen. Die Scheiben etwa 10 bis 20 Minuten liegen lassen, so dass der Gurkensaft einwirken kann. Schließlich die Scheiben herunternehmen, umdrehen und die andere Hälfte der Gurkenscheiben auf Busen und Bauch verteilen. Das Ganze wieder 10 bis 20 Minuten einwirken lassen und dann abnehmen. Möglichst nicht gleich duschen, denn der Gurkensaft wirkt noch einige Stunden auf der Haut nach.

Herrlich erfrischend als Gesichtsdusche zwischendurch oder als Gesichtswasser für morgens und abends ist dieses Rezept.

Gurken-Tonikum und -Freshener

Zutaten:

½ Gurke

½ Tasse destilliertes Wasser

2 Teelöffel Minzeblätter

⅛ Teelöffel Vitamin-C-Pulver (Ascorbinsäure aus der Apotheke)

So wird's angerührt:

Die Gurke ungeschält gut waschen. Am besten nimmst du unbehandeltes Gemüse aus dem eigenen Garten oder dem Bioladen. ½ Gurke mit Schale und allen anderen Zutaten im Mixer pürieren. Dann das Ganze durch eine Filtertüte abseihen und in eine saubere Sprühflasche oder eine andere verschließbare Flasche füllen.

Und so macht's schön:

Du kannst den Mix als Gesichtswasser benutzen und mit einem Wattebausch auftragen oder du gönnst dir nach Lust und Laune an einem heißen Sommertag eine Erfrischung aus der Sprühflasche. In jedem Fall solltest du den Gurken-Freshener im Kühlschrank aufbewahren.

Schön mit Karotten

Allein mit ihrer leuchtend orangen Farbe signalisiert die Karotte schon von weitem: Seht her, ich bin etwas Besonderes! Ist sie auch. Karotten sind reich an Vitamin A, dem Schönheitsvitamin schlechthin: Es ist verantwortlich für kräftiges Haar, gesunde Zähne, eine schöne Haut und gute Augen. Ein Mangel an Vitamin A ließe die Epidermis, die Oberhaut, schnell austrocknen. Karotten platzen darüber hinaus schier vor Betacarotin, der Vorstufe von Vitamin A. Betacarotin ist einer der wichtigsten Zellschutzstoffe. Äußerlich angewendet hat frischer Karottensaft eine stark antiseptische Wirkung.

TIPP

Bei fettiger, unreiner Haut solltest du auf die Wirkung eines geruchsstarken Helfers vertrauen: 1 kleine Zwiebel pürieren und das Mus mit ½ Esslöffel Nährcreme gut verrühren. Die Cremepackung auf dem Gesicht verteilen und etwa 20 Minuten einwirken lassen. Die Zwiebel bringt mit ihren Vitaminen und Spurenelementen deine unreine Haut wieder auf den Boden der Tatsachen.

FÜRS GESICHT

Die Karotten-Creme-Packung und Karotten-Olivenöl-Maske nähren und beleben die Haut und verengen erweiterte Äderchen. Sie sind vor allem für trockene Haut bestens geeignet. Übrigens: Wenn du erweiterte Äderchen hast, solltest du alle Temperaturextreme, also auch zu heißes und zu kaltes Wasser im Gesicht vermeiden.

Karotten-Creme-Packung

Zutaten:

2 Esslöffel fein geriebene Karotten

½ Esslöffel Nährcreme

So wird's angerührt:

Die beiden Zutaten gut miteinander verrühren.

Und so macht's schön:

Die Packung großzügig aufs Gesicht auftragen und ein feuchtes, warmes Handtuch darüber legen. Nach 20 Minuten mit lauwarmem Wasser abspülen.

Karotten-Olivenöl-Maske

Zutaten:

1 Teelöffel frischer Karottensaft

1 Eigelb

Etwas Olivenöl

So wird's angerührt:

Alle Zutaten gut verrühren.

Und so macht's schön:

Die Packung am besten mit einem Pinsel auftragen. Dann 20 Minuten entspannen. Zum Schluss die Maske mit lauwarmem Wasser abspülen.

Hier eine Variante für alle, die eine empfindliche Haut mit erweiterten Äderchen und einer Neigung zu Flecken haben, ohne dass die Haut trocken ist. Für diese Maske werden Öl und Nährcreme durch Heilerde ersetzt.

Karotten-Maske mit Heilerde

Zutaten:

¼ Tasse frischer Karottensaft

¼ Tasse weiße Heilerde (gibt's im Reformhaus oder in der Apotheke)

So wird's angerührt:

Fertig gekauften oder selbst gepressten Karottensaft und weiße Heilerde gut miteinander verrühren.

Und so macht's schön:

Die Maske dick aufs Gesicht auftragen, 20 Minuten einwirken lassen und dann lauwarm abspülen.

Hier ein wundervolles Rezept für alle, die eine relativ normale Haut haben, die eher fettig als trocken ist: Die Buttermilch wirkt adstringierend und ist ein Cleanser mit viel Calcium und Proteinen, während der Karottensaft mit viel Schönheitsvitamin A aufwartet.

Karotten-Buttermilch-Maske

Zutaten:

 2 Teelöffel Buttermilch

 2 Teelöffel Karottensaft

 etwas Mehl

So wird's angerührt:

 Alle Zutaten miteinander verrühren.

Und so macht's schön:

 Die Maske auf die gereinigte Haut auftragen und etwa 15 Minuten einwirken lassen. Dann gut mit warmem Wasser abspülen.

Schön mit Kartoffeln

Pummelig und knollennasig – die Kartoffel würde man als Schönheitslieferant wohl eher durch die Hintertür in die Beauty-Küche lassen als durch den Haupteingang! Aber das unscheinbare Äußere täuscht: Direkt unter der braunen Haut steckt eine große Anzahl hautfreundlicher Heil- und Wirkstoffe, und darüber hinaus enthält die Kartoffel die wertvollen Vitamine C und B sowie viele Mineralstoffe. Kartoffeln beruhigen den Teint und tun wahre Wunder bei trockener und schuppiger Haut. In der Schale der tollen Knolle verbirgt sich ein gutes Haarfärbemittel.

Wenn die Haare einen Ton dunkler werden sollen …

Kartoffel-Spülung

Zutaten:

etwa 1 Tasse Kartoffelschalen

2 Tassen kaltes Wasser

2 Tropfen Rosmarinöl

So wird's angerührt:

Die Kartoffelschalen mit dem kalten Wasser aufsetzen und bei mittlerer Hitze zum Kochen bringen. Etwa 5 Minuten köcheln lassen, dann den Topf vom Herd nehmen und abkühlen lassen. Anschließend das Ganze durchsieben bzw. filtern und in ein sauberes Glas gießen. Das Rosmarinöl hinzufügen und verrühren.

Und so macht's schön:

Die Kartoffel-Spülung nach der Haarwäsche von der Kopfhaut bis zu den Haarspitzen ins feuchte Haar massieren. Sie wird nicht ausgewaschen. Die aufgekochte Menge reicht für ein bis 2 Spülungen, je nach Haarlänge. Je nachdem, wie dunkel dein Haar ist, solltest du die Spülung regelmäßig anwenden, um ein sichtbares Ergebnis zu erzielen.

FÜRS GESICHT

Hier kommt die in manchen Landstrichen auch Erdapfel genannte Kartoffel gegen fettige und unreine Haut zum Einsatz.

Kartoffel-Creme-Packung

Zutaten:

   2 Esslöffel rohe, pürierte Kartoffeln
   ½ Esslöffel Nährcreme
   etwas Zitronensaft

So wird's angerührt:

   Pürierte Kartoffeln und Nährcreme gut miteinander mischen und gerade so viel Zitronensaft einrühren, dass ein homogener Brei entsteht.

Und so macht's schön:

   Diesen Brei aufs Gesicht streichen und das Gesicht mit einem heißen, feuchten Tuch bedecken. Das Ganze 20 Minuten einwirken lassen und dann warm abspülen.

Noch einmal Kartoffel, diesmal in einer beruhigenden Maske, ebenfalls gegen fettige Haut.

Kartoffel-Maske

Zutaten:

1 mittelgroße Kartoffel

¼ Tasse weiße Heilerde (gibt's in der Apotheke)

So wird's angerührt:

Die Kartoffel entsaften und ¼ Tasse ihres Saftes mit der Heilerde anrühren, bis ein homogener Brei entsteht.

Und so macht's schön:

Den Brei mit den Fingern auf dem Gesicht verteilen. Einwirken lassen, bis die Maske fest wird und kleine Risse bekommt. Das spannt zwar ein bisschen, aber es ist auch ein Zeichen dafür, dass die Maske wirklich auf deiner Haut arbeitet! Nach etwa 20 Minuten mit lauwarmem Wasser abspülen und sich über den beruhigten, frischen Teint freuen.

Schön mit Rhabarber

Die grün bis hellroten, fleischigen Blattstiele sind immer gut für ein fruchtiges Dessert, und in Schönheitskreisen erzählt man sich Wunderdinge über ihre Fähigkeiten als Aufheller.

> **TIPP**
>
> Wenn ein sommerlicher Plagegeist dich gestochen hat, hilft der Saft eines frischen Rhabarberstängels gegen Jucken und Brennen.

FÜR DIE HAARE

Regelmäßig, das heißt mindestens 1-mal wöchentlich angewendet, hellt die Rhabarber-Haarspülung das Haar auf und
zaubert goldene Effekte hinein.

Rhabarber-Haarspülung

Zutaten:

  3 frische Rhabarberstängel

  2 Tassen Weißwein oder Wasser

So wird's angerührt:

  Den Rhabarber in kleine Stücke schneiden und in einen
  mittelgroßen Topf geben. Mit Wein oder Wasser aufgie-
  ßen und das Ganze etwa 30 Minuten köcheln lassen. Vom
  Herd nehmen und weitere 30 Minuten ruhen lassen. Dann
  den Rhabarber durch ein feines Sieb oder Tuch drücken
  und die Flüssigkeit auffangen.

Und so macht's schön:

  Die Hälfte der Flüssigkeit auf das gewaschene, handtuch-
  trockene Haar geben und etwa 20 Minuten einwirken lassen. Ausspülen und die Haare wie gewohnt trocknen.
  Wem's nicht hell genug geworden ist, der lässt die Spülung
  bei der nächsten Anwendung bis zu maximal 1 Stunde im
  Haar.

Schön mit Tomaten

Mit Mozarella und Basilikum einen leckeren, sommerlichen Snack aus ihnen zaubern oder doch lieber für kosmetische Zwecke verwenden? Eine wahrhaft schwere Entscheidung. Auf jeden Fall sind die prallen Paradiesäpfel reich an Vitamin C. Das steckt hauptsächlich in dem Gelee, das die Kerne umgibt, und zwar direkt unter der Schale. Tomatenfleisch enthält etwas Säure, das der roten Tomaten mehr als das der gelben. Diese Säure entzieht der Haut überschüssiges Fett, das einen guten Nährboden für Pickel und Mitesser bildet.

Die Maske hat eine erfrischende und klärende Wirkung. Das Maismehl reinigt porentief, und die Tonerde saugt ebenso wie die Tomate überschüssiges Fett auf. Wer sehr empfindliche Haut hat, nimmt statt einer roten eine gelbe Tomate.

Tomaten-Maismehl-Maske

Zutaten:

2 Teelöffel Maismehl

1 Esslöffel grüne Tonerde (gibt's in der Apotheke)

1 Esslöffel frischer Tomatensaft

1 Teelöffel destilliertes Wasser

So wird's angerührt:

In einer Schüssel alle Zutaten gut miteinander verrühren, bis eine homogene Paste entsteht.

Und so macht's schön:

Die Maske mit den Fingern in kreisenden, massierenden Bewegungen auf die gereinigte Haut auftragen. Dabei rubbelt das Maismehl tote Hautschüppchen weg. Die Maske etwa 15 Minuten einwirken lassen, dann mit warmem Wasser abwaschen. Eventuelle Reste der Maske solltest du wegwerfen und fürs nächste Mal wieder eine frische anrühren.

Keine Chance für Mitesser: Die Säure der Tomate lockt sie aus der Reserve!

Tomaten-Maske

Zutaten:

1 Tomate

So wird's angerührt:

Die Tomate in Scheiben schneiden

Und so macht's schön:

Die Mitesserzone mit 1 Tomatenscheibe abreiben. Das Gesicht abspülen, trockentupfen und wie gewohnt eincremen. Diesen Vorgang kannst du je nach Lust und Laune beliebig oft wiederholen. Du wirst sehen, die schwarzen Punkte können den Tomaten auf Dauer nicht widerstehen.

Nochmal bellezza al pomodoro –, diesmal in Verbindung mit Maismehl, das sanft die trockenen Hautschüppchen ablöst, und Olivenöl, das in die aufgeweichte Haut eindringen kann. In dieser Kombination wirkt das rote Gemüse adstringierend. Ein Peeling, mit dem du deine Haut behandeln kannst, wenn sie fettig ist und zu großen Poren neigt.

Tomaten-Peeling
Zutaten:
> 2–3 reife rote Tomaten
> ½ Tasse Maismehl
> 3 Teelöffel Olivenöl

So wird's angerührt:
> Die Tomaten zerdrücken. Wenn sie nicht reif genug sind, kannst du sie in einem Topf kurz erhitzen. Maismehl und Olivenöl dazugeben und alles sorgfältig zu einem glatten Brei verrühren. Wenn's zu wässrig wird, noch etwas Mehl hinzugeben. Ist der Brei zu dick geraten, hilft etwas Apfelessig.

Und so macht's schön:
> Kurz abduschen und das Tomaten-Peeling mit einem Massagehandschuh auf die feuchte Haut auftragen – auf den Rücken am besten mithilfe eines Luffabandes. Das Peeling mit kreisenden Bewegungen Stück für Stück gut einmassieren, bis du vom Schlüsselbein bis zum großen Zeh in den adstringierenden Gemüsegenuss gekommen bist. Al-

les lauwarm abspülen, nicht einseifen, sondern nur sanft abtrocknen. Danach eine Lotion oder ein Öl (zum Beispiel das Pfefferminze-Körperöl von Seite 110, »Schön mit Kräutern«) in die noch feuchte Haut massieren.

SCHÖN MIT KRÄUTERN

Platz für Hobbygärtner! Bist du nicht? Solltest du aber werden! Wetten, dass dich die Rezepte auf den folgenden Seiten davon überzeugen, deine Talente mit dem grünen Daumen ein bisschen zu pushen? Petersilie, Thymian, Pfefferminze, Rosmarin, Salbei … wenn du ein paar der aromatischen Alleskönner im Kräuterbeet oder Blumentopf hochpäppelst, ist der erste Schritt zur Schönheit schon getan. Denn in dem duftenden Grünzeug steckt nicht nur die ganze Palette an Vitaminen und Mineralstoffen. Die Pflänzchen sorgen mit ihren ätherischen Ölen auch für gute Stimmung.

TIPPS

- Am richtigen Ort griffbereit hast du die Kräuter mit Deokick, wenn du Petersilie, Minze und Salbei in einen Topf pflanzt und als Blickfang ins Bad stellst!
- Ein Mundwasser aus Basilikumblättern hilft gegen Mundgeruch. ¼ Liter kochendes Wasser über 1 Hand voll Blätter gießen und das Ganze 15 Minuten ziehen lassen. Dann den Aufguss filtern und damit gurgeln.

Schön mit Petersilie

Ein Powerkraut für die innere und äußere Anwendung! Neben den Vitaminen A, B_1, B_2 und C sind Petersilienblätter satt gefüllt mit Vitamin E. Und das sorgt unter anderem dafür, dass die Haut samtweich, zart und glatt wird. Außerdem ist in den grünen Blättchen das Vitamin Niacin enthalten, das der Körper zur Energiegewinnung benötigt, Magnesium, das besonders Stressgeplagten gut tut sowie reichlich Eisen. Ob frisch oder getrocknet, das hautklärende Schönheitskraut sollte häufig auf deinem Beauty-Plan und vor allem stets frisch zu Diensten auf deiner Fensterbank stehen.

TIPPS

- Frischer Atem gefällig? Einfach ein paar Stängel Petersilie vom Fensterbrett pflücken und gut zerkauen.
- Fettige, unreine Haut? Da hilft ein Petersilien-Dampfbad: Überbrühe in einer Schüssel 2 Esslöffel getrocknete Petersilie mit heißem Wasser.

F Ü R   D I E   H A A R E

Mit dem Petersilien-Haartonikum können alle dunkelhaarigen Schönheiten feinen Glanz in ihr Haar zaubern.

Petersilien-Haartonikum

Zutaten:

1 Esslöffel getrocknete Petersilie

1 Tasse Wasser

So wird's angerührt:

Die Petersilie in eine hitzebeständige Schüssel füllen, das Wasser aufkochen und über die grünen Blättchen gießen. Etwa 15 Minuten ziehen lassen, abgießen und abkühlen lassen.

Und so macht's schön:

Den Aufguss gut ins Haar massieren und etwa 10 Minuten einwirken lassen, bevor du die Haare wie gewohnt mit Shampoo wäschst.

FÜR DIE AUGEN

Wenn deine Augen morgens der Schwerkraft gehorchen und du dich fühlst, als hättest du bei einem Boxkampf den Kürzeren gezogen, dann solltest du ein paar Blätter Petersilie aus deinem Kräuterkästchen pflücken, und alles wird wieder gut! Als Kompresse ist das würzige Kraut ein optimaler Liderlifter und wirkt abschwellend.

Augen-Kompressen
Zutaten:
> 2 Teelöffel frische Petersilie
> 1 Tasse Wasser

So wird's angerührt:
> Die Petersilie in eine hitzebeständige Schüssel füllen, das Wasser aufkochen und über die Petersilie gießen. Den Aufguss mindestens 15 Minuten abkühlen lassen, dann durchseihen.

Und so macht's schön:
> 2 Wattebäusche mit dem Aufguss tränken und auf die Augen legen. Eine gute Gelegenheit, sich noch mal 15 Minuten im Bett zu verkriechen. So lange nämlich solltest du der Petersilie Zeit lassen, deine Augen zu beruhigen und die Lider abschwellen zu lassen.

FÜRS GESICHT

Dieselben Zutaten ein wenig länger ziehen lassen, und schon entsteht ein beruhigendes, mildes Gesichtswasser, das dir zu einem strahlenden, klaren Teint verhilft.

Gesichts-Cleanser

Zutaten:

½ Tasse frische Petersilie

1 Tasse Wasser

So wird's angerührt:

Die Petersilie klein hacken und in eine hitzebeständige Schüssel füllen. Das Wasser aufkochen und über die Petersilie gießen. Den Aufguss ganz auskühlen lassen, abseihen und in eine saubere Flasche füllen.

Und so macht's schön:

Mit einem Wattepad oder -bausch den Cleanser auf Gesicht und Hals auftragen, und zwar mehrmals täglich, mindestens aber morgens und abends. Das Gesichtswasser hinterlässt nicht nur einen superreinen Teint, sondern auch ein herrlich frisches Gefühl. Kleiner Nebeneffekt: Das Betupfen mit Petersilien-Cleanser hellt auch Sommersprossen auf.

Petersilie hilft auch gegen einen irritierten, fleckigen Teint. Ist deine Haut dabei eher normal, also weder fettig noch trocken, solltest du das folgende Rezept mal probieren:

Petersilien-Maske

Zutaten:

½ Tasse frische Petersilie

3 Esslöffel saure Sahne

So wird's angerührt:

Die Petersilie sehr fein hacken und mit der sauren Sahne gut verrühren.

Und so macht's schön:

Den Mix auf dem Gesicht verteilen und etwa 20 Minuten einwirken lassen. Dann mit warmem Wasser abspülen.

Variante I:

Ist deine Haut nervös und strapaziert und eher trocken, dann nimmst du statt der sauren Sahne 2 Esslöffel Sahnequark plus 1 Esslöffel Sahne.

Variante II:

Bei einem irritierten Teint und eher fettiger Haut, ersetzt du die saure Sahne durch ein Eiweiß, das gut aufgeschlagen mit der Petersilie gemischt wird.

Das folgende Reinigungsöl hilft gegen fettige und unreine Haut.

Reinigungsöl mit Petersilie

Zutaten:

 1 Esslöffel frische Petersilie
 3 Esslöffel Olivenöl
 3 Esslöffel süßes Mandelöl
 3 Teelöffel Lanolin (gibt's in der Apotheke)

So wird's angerührt:

Die Petersilie klein hacken und in ein verschließbares Glas füllen. Das Olivenöl darüber gießen und das Glas verschlossen an einen warmen Platz stellen. Nach 1 Woche das Ganze filtern und dabei die Petersilienblätter gut ausdrücken. Dieses Öl zusammen mit Mandelöl und Lanolin im Wasserbad erwärmen und so alle Zutaten miteinander vermischen. Das Öl anschließend in eine saubere Flasche füllen.

Und so macht's schön:

Morgens und abends ein Wattepad mit dem Öl tränken und damit das Gesicht gründlich reinigen. Anschließend mit warmem Wasser abspülen.

FÜR DEN KÖRPER

Wenn's so richtig heiß hergeht und du ziemlich ins Schwitzen kommst, solltest du auf die desodorierende Wirkung der Petersilie vertrauen und ein Petersilien-Essig-Bad nehmen.

Petersilien-Essig-Bad

Zutaten:

1 Tasse Petersilie

2 Tassen Apfelessig

So wird's angerührt:

Die Petersilie grob hacken und in ein verschließbares Gefäß füllen. Den Essig leicht erwärmen und darüber gießen. Einige Tage ziehen lassen, dabei immer mal wieder schütteln bzw. umrühren. Dann das Ganze filtern und in eine saubere Flasche füllen.

Und so macht's schön:

Pro Bad kannst du zwischen ½ und 1 ganzen Tasse vom Petersilien-Essig ins Badewasser geben. Du musst einfach ausprobieren, welche Mischung dir am besten gefällt.

Übrigens:

Wenn du ihn nach allen Regeln der Hygiene zubereitet hast, hält sich Badeessig bis zu 2 Jahre lang.

Schön mit Rosmarin

Im antiken Griechenland war der Rosmarin Aphrodite, der Göttin der Liebe und Schönheit, geweiht. Muss man noch mehr sagen? Rosmarin hat eine belebende, durchblutungsfördernde Wirkung und somit unter anderem einen heilenden Einfluss auf die Kopfhaut.

TIPP

Aus Kamille, Lavendel, Rosmarin, Salbei und Thymian kann man ein duftendes Kräuterbadeöl zubereiten, das die Haut geschmeidig und streichelzart pflegt. Du brauchst von jeweils einer Kräutersorte etwa 80 Gramm. Die Kräuter in ein verschließbares Gefäß legen und mit ¼ Liter Olivenöl übergießen, so dass alle Kräuterteile gut bedeckt sind. Eventuell etwas mehr Öl verwenden. Das Gefäß verschließen und 4 Wochen an einen kühlen, dunklen Ort stellen. Dann abseihen und in eine saubere Flasche füllen. Für ein Kräuterbad brauchst du 1 Esslöffel von dem Kräuteröl, den du in die trockene Wanne gibst, bevor du das warme Wasser einlaufen lässt.

Variante für Ungeduldige: Öl und Kräuter in ein feuerfestes Gefäß geben und 30 Minuten im kochenden Wasserbad erwärmen. Dann das Ganze abseihen, in eine Flasche füllen und nach Belieben sofort zum Schönbaden einsetzen!

FÜR DIE HAARE

Wenn du dunkles Haar hast, das leicht fettet und außerdem Schuppen dich plagen, dann probier diese Spülung. Zusammen mit seinem ätherischen Öl bringt der Rosmarin deine Kopfhaut wieder ins Gleichgewicht. Diese Haarspülung eignet sich nicht für Blondschöpfe!

Rosmarin-Haarspülung

Zutaten:

25 Gramm frische Rosmarinzweige

150 Milliliter Apfelessig

5 Tropfen Rosmarinöl

So wird's angerührt:

Die Rosmarinzweige mit 450 Milliliter kochendem Wasser übergießen und zugedeckt über Nacht ziehen lassen. Morgens abseihen, Essig und Öl unterrühren und alles in eine verschließbare, saubere Flasche gießen.

Und so macht's schön:

Das Haar wie gewohnt waschen. Etwa 1 Tasse der Spülung über den Kopf gießen und gut in die Kopfhaut einmassieren. Nicht ausspülen. Die Spülung kannst du 1-mal pro Woche machen.

Hier noch ein passendes Haarwasser für dasselbe Problem.

Rosmarin-Haarwasser

Zutaten:

100 Gramm frische Rosmarinzweige

1 Teelöffel borsaures Natron

1 Esslöffel Glycerin

1 Liter Wasser

So wird's angerührt:

Das Wasser zum Kochen bringen und über die Rosmarinzweige gießen. Das borsaure Natron hinzufügen und alles ganz auskühlen lassen. Dann abseihen, das Glycerin hinzugeben und gut umrühren. Das Haarwasser in eine verschließbare, saubere Flasche füllen.

Und so macht's schön:

Vor Gebrauch die Flasche jeweils gut schütteln, denn die Zutaten trennen sich immer wieder, was jedoch nicht die Wirkung des Haarwassers beeinflusst. Die Kopfhaut täglich mit dem Haarwasser massieren.

FÜRS GESICHT

Fettige und unreine Haut kann eine echte Plage sein. Rücke den Pickeln und Mitessern doch einmal mit dem Rosmarin-Tonic zu Leibe. Besonders gut entfaltet es seine Wirkung in Verbindung mit der Salbei-Reinigungsmilch auf Seite 102.

Rosmarin-Tonic
Zutaten:

10 Tropfen Rosmarinöl

$1/8$ Liter destilliertes Wasser

So wird's angerührt:

Die beiden Zutaten in eine verschließbare, saubere kleine Flasche füllen und gut schütteln.

Und so macht's schön:

Das Gesicht zunächst gründlich reinigen, mit dem Tonic einen Wattebausch tränken und den Teint damit klären.

FÜR DIE FÜSSE

Wenn du den ganzen Winter über Stiefel getragen hast und deine Füße jetzt immer ein bisschen müffeln, dann machst du dir am besten die desodorierende Wirkung von Rosmarin zunutze. Vor dem aromatischen Kraut wird jeder Schweißfuß kapitulieren.

Rosmarin-Fußbad

Zutaten:

6–7 Rosmarinzweige

1 Liter Wasser

So wird's angerührt:

Das Wasser zum Kochen bringen und über die Rosmarinzweige gießen. Gut 15 Minuten ziehen lassen und den Aufguss ins Fußbad geben.

Und so macht's schön:

Den Füßen mindestens 15 Minuten in dem duftenden Bad gönnen. Wer jetzt noch eine komplette Pediküre dranhängen möchte: Auf Seite 244 im Kapitel »Mit heiler Haut durch den Sommer« steht, wie es geht.

KOMPRESSEN UND DAMPFBÄDER

Kräuter entfalten ihre Wirkung besonders gut in Kompressen und Dampfbädern. Die machen den Teint zart und weich und halten so manches Hautproblem in Schach.

- Wenn du eine normale Haut hast, eignen sich Kamille, Lindenblüten und frische Rosenblätter. Die Kompressen sollten entweder schön warm sein oder aber heiß und kalt im Wechsel.

- Eine trockene Haut sehnt sich nach Kamille, Lindenblüten, Fenchel und frischen Rosenblättern. Die Kompressen sollten entweder lauwarm oder kühl sein oder aber lauwarm und kühl im Wechsel.

- Bei fettiger, unreiner Haut versetzt du Dampfbäder und Kompressen mit Petersilie, Pfefferminze, Thymian und Rosmarin. Die Kompressen sollten entweder schön warm bis heiß sein oder aber heiß und kalt im Wechsel.

- Bei Mischhaut sind Salbei, Kamille und Lindenblüten die geeigneten Kräuter. Die Kompressen sollten lauwarm bis warm sein und partiell angewandt werden. Das heißt in der T-Zone eher für unreine Haut, auf den Wangen eher eine für normale Haut.

Schön mit Salbei, Thymian und Lavendel

Der Duft von Salbei ruft nicht nur Erinnerungen an den letzten Italienurlaub ins Gedächtnis, die aromatische Pflanze hilft auch gegen fettige Haut. Denn sie hat eine keimtötende, entzündungshemmende und blutreinigende Wirkung.

TIPPS

- Deine Zähne bleiben weiß, wenn du mit einem Salbeiblatt regelmäßig darüber reibst.
- In Dampfbädern und Kompressen ist Salbei ein garantiert wirksames Mittel gegen fettige und unreine Haut.

FÜRS GESICHT

Alle drei Rezepte sind dazu gedacht, fettiger und unreiner Haut den Garaus zu machen.

Salbei-Reinigungsmilch

Zutaten:

1 Hand voll Salbeiblätter

1 Tasse Buttermilch

So wird's angerührt:

Die Buttermilch in ein verschließbares Gefäß gießen und die Salbeiblätter dazugeben. Deckel zu und 24 Stunden im Kühlschrank ziehen lassen. Dann die Milch abseihen und in eine verschließbare, saubere, kleine Flasche füllen. Die bewahrst du am besten im Kühlschrank auf. Die Milch kannst du maximal 3 Tage benutzen.

Und so macht's schön:

Morgens und abends die Milch großzügig mit den Händen aufs Gesicht aufbringen und mit warmem Wasser abwaschen.

Mit diesem Gesichtswasser kannst du die Wirkung der Reinigungsmilch ergänzen, denn auch Thymian wirkt sehr gut gegen fettige und unreine Haut. Aus dem würzigen Kraut, das sich von keiner Pizza wegdenken lässt, kannst du ein Gesichtswasser mixen, das einen hautkräftigenden Effekt hat und mild desinfizierend wirkt. Sorry, aber dieses Rezept musst du 4 Wochen, bevor du es das erste Mal benutzen kannst, ansetzen. Dafür reicht es dann auch für mehrere Anwendungen!

Thymian-Gesichtswasser

Zutaten:

2 Esslöffel getrockneter Thymian

1 Esslöffel getrockneter Salbei

50 Gramm reiner Alkohol (96 Prozent)

3 Tropfen Thymianöl

200 Milliliter destilliertes Wasser

So wird's angerührt:

Zunächst die Kräuter in einer Porzellanschüssel mischen und mit dem destillierten Wasser und 40 Gramm Alkohol übergießen. Wichtig ist, dass die Kräuter gut bedeckt sind. Über die Schüssel ein sauberes Küchenhandtuch binden und für eine Woche an einen warmen Platz stellen. Dann die Kräuter auspressen und filtern. Im restlichen Alkohol löst man das Thymianöl auf. Alles gut miteinander vermischen und in eine dunkle, verschließbare Flasche füllen.

Und so macht's schön:

Das herrlich duftende Gesichtswasser morgens und abends auf ein Wattepad träufeln und das Gesicht damit reinigen.

Lavendel-Gesichtswasser

Zutaten:

130 Gramm getrocknete Lavendelblüten

ca. 60 Gramm reiner Alkohol (96 Prozent)

½ Liter destilliertes Wasser

So wird's angerührt:

Die Blüten in ein sauberes Schraubglas legen, mit dem Alkohol bedecken und das Ganze mit dem destillierten Wasser auffüllen, dann verschließen. An einem warmen Platz etwa 3 Wochen stehen lassen. Dann abseihen und in eine dunkle, saubere und gut verschließbare Flasche füllen.

Und so macht's schön:

Das Gesichtswasser auf einen Wattebausch oder -pad geben und morgens und abends das Gesicht damit reinigen.

FÜR DEN KÖRPER

Lavendel meint's gut mit Körper und Sinnen. Der Duft der violetten Blüte wirkt wie eine Spritztour durch die Provence und sorgt für Körperfrische im 8-Stunden-Takt.

Lavendel-Deodorant

Zutaten:

  1 Hand voll Lavendelblüten

  ½ Liter Obstessig

So wird's angerührt:

  Die Blüten im Obstessig aufkochen. Abkühlen lassen und in eine saubere Sprühflasche füllen.

Und so macht's schön:

  Das Lavendel-Deodorant ist besonders mild und bringt dich duftend durch den Tag.

Ein Fall für die Apotheke: Mandelöl und das ätherische Öl des Lavendels vereinen sich zu einem pflegenden Körperöl, das wundervoll duftet und die Haut herrlich zart macht. Das Lavendelöl wirkt außerdem entspannend auf Muskulatur und Nervensystem.

Lavendel-Öl

Zutaten:

2 Esslöffel Lavendelöl

⅛ Liter Mandelöl (gibt's in der Apotheke)

So wird's angerührt:

Die beiden Öle gut miteinander verrühren.

Und so macht's schön:

Den Ölmix am besten in die noch feuchte Haut nach Bad oder Dusche massieren.

TIPP

Lavendel ist ein klassisches Beruhigungsmittel. Vor dem Schlafengehen 3 Tropfen davon rund ums Kopfkissen auf das Laken träufeln oder ein Lavendelsäckchen unters Kissen stecken, und Morpheus wird dich mit Sicherheit willkommen heißen!

Schön mit Pfefferminze

Die Pfefferminze ist nicht nur ein königlicher Frischebote, sondern sie hat auch noch eine Reihe anderer Vorteile, die man für das allgemeine Wohlbefinden nutzen kann. Zum Beispiel hilft das Kraut bei Juckreiz. Und als Kräuterzusatz in Dampfbädern und Kompressen zieht Pfefferminze gegen fettige und unreine Haut ins Feld.

TIPPS

- Probleme mit den Fingernägeln? Wenn du über den ganzen Tag verteilt etwa einen halben Liter Pfefferminztee trinkst, wirst du nach spätestens einem Monat feststellen, dass die Nägel fester werden.
- Ein erfrischendes Gesichtswasser lässt sich aus 8 Esslöffeln starkem Pfefferminztee und 4 Esslöffeln Hamameliswasser herstellen. Dieses Wasser ist ein Auszug aus Blättern, Blüten und Rinde des Zaubernussstrauchs und in der Apotheke erhältlich. Beides in eine dunkle Glasflasche geben und gut schütteln. An einem kühlen Ort aufbewahren.

FÜR DIE HAARE

Juckt die Kopfhaut? Nerven dich Schuppen oder fettige Haare? Nicht mehr lange, wenn du dir das Tonikum aus Pfefferminze mixt. Täglich in die Kopfhaut einmassieren und schon bald hast du den Kopf für wirklich wichtige Angelegenheiten frei! Achtung, das Rezept ist nichts für Blondinen! Die finden im Kapitel »Schön mit Zitronen« auf Seite 56 ihr ganz persönliches Shampoorezept gegen fettiges Haar und im Kapitel »Countdown bis zur Verabredung« auf Seite 164 eine Haarspülung gegen Schuppen.

Pfefferminze-Haartonikum

Zutaten:

1 Hand voll frische Pfefferminzeblätter

1/8 Liter Obstessig

1/4 Liter destilliertes Wasser

So wird's angerührt:

Pfefferminze, Obstessig und destilliertes Wasser 10 Minuten kochen. Nach dem Abkühlen wird das Haarwasser durchgefiltert.

Und so macht's schön:

Das Tonikum täglich gut in die Kopfhaut massieren.

FÜR DEN KÖRPER

Immer Ärger mit fettiger, unreiner Haut? Den kannst du bald vergessen, wenn du dich ab und zu in einem Pfefferminze-Bad aalst.

Pfefferminze-Bad

Zutaten:

3 Hand voll frische Pfefferminzeblätter

2 Hand voll frische Rosmarinstängel

¼ Liter Zitronensaft

So wird's angerührt:

Pfefferminze und Rosmarin in ein Mullsäckchen oder eine abgeschnittene Strumpfhose füllen, in die Wanne legen und warmes Wasser einlaufen lassen. Dann den Zitronensaft hinzufügen und einmal umrühren.

Und so macht's schön:

Hinein in die erfrischenden Fluten und fühlen, wie sich deine Hautprobleme in Wasser auflösen!

Pfefferminze-Körperöl

Zutaten:

1 Hand voll frische Pfefferminzeblätter

½ Liter Olivenöl

So wird's angerührt:

Die Pfefferminze mit dem ½ Liter Olivenöl übergießen und in einem geschlossenen Gefäß 1 Woche an einen warmen, sonnigen Platz stellen. Danach wird filtriert; die Pflanzenreste drückt man gut aus. Das Öl in eine dunkle Flasche füllen und kühl aufbewahren.

Und so macht's schön:

Das Öl nach dem Baden in die noch feuchte Haut massieren.

KLEINE DUFTKUNDE

Ob als Kräuterauszug oder Kräuteröl, als Badezusatz haben's die grünen Würzpflanzen drauf. Sie helfen bei Kopfschmerzen, schärfen die Konzentration und bauen Stress ab, wenn mal wieder alles schief läuft. Wie man einen Kräuterauszug macht, – der eigentlich nichts anderes als ein starker Tee ist –, steht auf Seite 87f. Das Rezept fürs Kräuteröl findest du auf Seite 95.

Und wie funktioniert das Ganze? Die ätherischen Öle gelangen über vier Einflugschneisen ins Körperinnere: erstens über den Geruchsimpuls ins Gehirn, zweitens über die Nasenschleimhäute in unseren Kreislauf, drittens über die Lungen in den Blutkreislauf und viertens über die Haut. Die Moleküle ätherischer Öle, die die Haut berühren, erreichen über Lymph- und Kapillargefäße den Blutkreislauf etwa 20 bis 70 Minuten nach der Berührung. Übrigens: Der Geruchssinn ist der erste Sinn, der sich bei einem Neugeborenen entwickelt und hat deshalb eine besonders enge Verbindung zum Gehirn. Das eine Ende des Geruchsorgans sitzt in der Nase, das andere im Gehirn. Geruchsmeldungen gelangen also unverfälscht und direkt in die Schaltzentrale. Deshalb sind Aromen so wirkungsvoll und Kräuterbäder mehr als nur ein bisschen Plantschen im warmen Wasser. Nachfolgend einige Kräuter und ihre Wirkung:

Fit-Macher

- *Basilikum* ist wie Frischluft für das Kleinhirn. Am besten ein mit Basilikum versetztes Kräuterölbad nehmen und schon arbeiten die grauen Zellen wieder auf Hochtouren.

- *Grapefruit* belebt und fördert das Erinnerungsvermögen – am besten als ätherisches Öl im Vollbad. Denselben Effekt haben auch *Thymian, Ingwer* und *Majoran*. Sie wirken sowohl als Auszug als auch als Öl.

- *Rosmarin* fördert die Konzentration. Ist dein Kopf leer vom vielen Büffeln, brauchst du nur an dem ätherischen Öl zu schnuppern, schon erwachen die Lebensgeister neu. Ein Bad – mit Auszug oder Öl – belebt und regt an. Geistige Übermüdung ist vergessen, die Denkfähigkeit wird gestärkt.

- *Pfefferminze* stimmt dich in Phasen der Trägheit und Lethargie fröhlich und optimistisch. Sie gibt dir Energie und hilft gegen Kopfschmerzen. Das ätherische Öl fördert die Durchblutung, und man ermüdet nicht mehr so rasch.

- *Kamille* und *Orange* beleben und machen wieder fit.

Stress-Killer

- *Lavendel* macht sich in der Badewanne rundherum nützlich: Er regt die Stoffwechseltätigkeit ebenso wie die Durchblutung an. Ob als Auszug oder Öl – Lavendel beruhigt und wirkt entspannend auf Muskulatur und Nervenkostüm. Nach einem Lavendelbad kann man herrlich tief schlafen.

- *Kamille- und Lindenblüten* zu gleichen Teilen haben als Kräuterauszug die wunderbare Eigenschaft, dich alle Hektik vergessen zu lassen. Ehe du dich's versiehst, bist du entspannt, und nichts kann dich mehr aus der Ruhe bringen.

- *Thymian* baut dein Nervenkostüm auf, wenn du ein Bad mit dem Auszug aus frischen Zweigen nimmst.

- *Sandelholz* ist zwar kein Kraut, sondern ein prächtiger Baum. Aber er sollte hier nicht fehlen, denn sein ätherisches Öl bringt mit seinem milden und holzigen Aroma Hektiker zur Ruhe und sorgt für eine friedliche Atmosphäre.

Beauty-Boten

- *Pfefferminze* gibt dir beim Einatmen des ätherischen Öls nicht nur das Gefühl, dass du Bäume ausreißen kannst (siehe oben), sie rückt außerdem fettiger, unreiner Haut zu Leibe.

- Auch *Salbei* und *Thymian* machen als Badezusatz gegen Hautunreinheiten Front.

- *Kamille, Fenchel* und *Malve* beruhigen gereizte und irritierte Haut ebenso wie trockene.

- *Thymian* hat eine antiseptische Wirkung und festigt deine Haut beim Baden – egal ob als Kräuterölbad oder als Kräuterauszug im Bad. Das Gleiche bewirkt ein Bad mit *Orangenöl*.

- *Majoran* wirkt antiseptisch.

- *Lavendel* wirkt – ebenso wie *Petersilie* und *Rosmarin* – desodorierend.

Schönheit aus dem Kühl- und Vorratsschrank

SCHÖN MIT MILCH UND CO.

Milch und Buttermilch, Jogurt und Quark, saure und süße Sahne sind reich an Proteinen, Calcium und Vitaminen. Na und, wirst du sagen, weiß ich doch längst, und was hat das mit meinem Aussehen zu tun? Okay, wie gefällt dir das: Milchprodukte werden besonders leicht von der Haut aufgenommen, machen sie weich und lassen sie strahlend aussehen. Milchfett, Milchzucker und Milchsäure – dieses Hautpflegetrio ist einfach erste Sahne! Es reinigt supersanft, egal, ob du es direkt auf das Gesicht aufträgst oder verdünnt als Badezusatz einsetzt. Na, das klingt doch so, als müsste man ein Abo beim Milchmann bestellen, oder?

TIPP

Wusstest du, dass 0,8 Liter Milch 1000 Milligramm Calcium enthalten? Und dass das genau die richtige Dosis ist, die dir zu gesunden Zähnen und schmalen Hüften verhilft, da sie, einer US-Studie zufolge, die Kalorienverbrennung anregen und die Fettspeicherung bremsen soll.

Schön mit Milch

Milch hat für jeden Hauttyp etwas zu bieten: Wer fettige Haut hat, nimmt entrahmte Milch oder Buttermilch, für trockene Haut ist Milch mit einem hohen, am besten naturbelassenen Fettgehalt genau richtig.

TIPPS

- Ob Prüfungsängste der Grund für schlaflose Nächte sind oder Nervosität, weil du morgen deinem Schwarm über den Weg laufen wirst –, deinen Schönheitsschlaf brauchst du in jedem Fall, und da geht nichts über das berühmte Glas Milch mit Honig.

- Wahre Saubermänner sind sowohl frische Milch als auch Butter- und Sauermilch. Sie eignen sich bestens für die morgendliche Reinigung und können bei jedem Hauttyp angewendet werden. Für fettige Haut ist saure Sahne besonders gut geeignet.

- Milch ist auch eine echte Glanznummer fürs Haar: Anstelle von Shampoo das Haar mit 1 Becher Milch waschen. Die Milch etwa 15 Minuten im Haar einwirken lassen. Danach die Haare gut mit lauwarmem Wasser ausspülen.

FÜRS GESICHT

Hast du im Gesicht erweiterte Äderchen und deshalb immer rote Wangen? Wer mit dieser trügerischen Frische, der so genannten Couperose gesegnet ist, sollte vor allen Dingen alle Temperaturextreme vermeiden. Das heißt im Klartext: Eiseskälte und großer Hitze nur mit gut geschützter Haut begegnen. Vorsicht ist auch mit extrem heißem oder kaltem Wasser im Gesicht geboten. Gift sind außerdem Nikotin, viel Kaffee, Dampfbäder und Saunabesuche. Gut tut dagegen die ganz simple Milch-Maske, die dir einen wahren Schneewittchenteint verleiht.

Milch-Maske

Zutaten:
    ca. ¼ Liter Milch
So wird's angerührt:
    Die Milch in einem Topf erwärmen und lauwarm in eine Schüssel gießen.
Und so macht's schön:
    Das Gesicht in der lauwarmen Milch baden und die Milch mit etwas Geduld auf dem Gesicht trocknen lassen. Dann die Maske mit lauwarmem Wasser abspülen und das Gesicht trockentupfen.

FÜR DIE AUGEN

Überanstrengte Augen? Kalte Milch ist die Lösung. Bevor du die Kompressen auflegst, solltest du dein Augen-Make-up unbedingt vollständig entfernen.

Eismilch-Kompressen

Zutaten:

¼ Tasse Milch
¼ Tasse Wasser
einige Eiswürfel

So wird's angerührt:

Milch, Wasser und Eiswürfel in eine Schüssel geben.

Und so macht's schön:

Wattepads mit der kalten, verdünnten Milch tränken, einen gemütlichen Platz zum Entspannen suchen und die Wattepads für etwa 10 Minuten auf die Augen legen.

FÜR DEN KÖRPER

Samthaut gefällig? Dann nichts wie hinein in die pflegenden weißen Fluten. Das folgende Milchbad erfrischt, reinigt und pflegt.

Milchbad

Zutaten:

3 Liter Frischmilch

So wird's angerührt:

Die Milch in eine Wanne mit warmem Wasser gießen und gut umrühren.

Und so macht's schön:

In die Wanne steigen und 15 Minuten im schmeichelnden Milchbad entspannen. Wenn du in diesem Schönmacher badest, solltest du auf Seife verzichten, da sie je nach Zusammensetzung die Wirkung der Milch beeinträchtigt.

Und hier die Verwöhnvariante mit Kräutern. Ein cremiger und schonender Badezusatz, der Haut und Sinne betört.

Duftendes Milchbad

Zutaten:

2 Tassen Milchpulver
1 Teelöffel getrocknete Orangenschalen
1 Teelöffel getrockneter Lavendel
1 Teelöffel getrockneter Rosmarin

So wird's angerührt:

Alle Zutaten miteinander mischen und in eine gespülte Milchflasche füllen.

Und so macht's schön:

Pro Bad ½ Tasse der Milchbad-Mischung in eine Wanne mit warmem Wasser gießen und gut verteilen. Dann für etwa 20 Minuten abtauchen. Übrigens: Der Mix reicht für 4 Bäder.

Wenn du am ganzen Körper gegen fettige, unreine Haut kämpfst, dann versuch's doch mal mit diesem Milchbad. Es entschlackt und belebt, die Haut wird porentief rein und glatt.

Milch-Kleie-Bad

Zutaten:

2 Tassen Milchpulver

1 Tasse Weizenkleie

So wird's angerührt:

Milchpulver und Weizenkleie mischen und in ein Leinensäckchen füllen. Das Säckchen unter den Wasserstrahl legen und das Badewasser einlaufen lassen. Zum Schluss das Säckchen ausdrücken.

Und so macht's schön:

In die Wanne steigen und mit dem ausgedrückten Säckchen den ganzen Körper massieren. Danach kannst du dich noch 10 Minuten in dem zwar trüben, aber deiner Schönheit sehr zuträglichen Nass entspannen.

Für alle, deren Haut nach dem Baden leicht spannt und so ihr Bedürfnis nach einer Extraportion Pflege anmeldet, hier ein Rezept für eine Lotion:

Milch-Bodylotion

Zutaten:

½ Tasse Milch

etwas Eigelb

1 Teelöffel Weizenkeimöl

So wird's angerührt:

Alle Zutaten gut miteinander verrühren. Das im Eigelb enthaltene Lecithin schützt die Haut vor dem Austrocknen und sorgt gleichzeitig dafür, dass sich Milch und Öl zu einer Creme verbinden.

Und so macht's schön:

Die Lotion sanft in den ganzen Körper einmassieren. Da die Lotion höchstens einen Tag haltbar ist, lieber weniger anrühren und nach Bedarf frisch mixen.

Variante:

Wer mag, sprüht einen Hauch seines Lieblingsduftes in die Lotion.

Schön mit Jogurt

Jogurt wirkt leicht adstringierend. Naturreiner Jogurt erfrischt, festigt die Haut und stabilisiert den Säureschutzmantel, ist also der ideale Partner im Kampf gegen fettige und unreine Haut.

FÜRS GESICHT

Jogurt-Creme-Packung
Zutaten:
    2 Teelöffel Naturjogurt ohne Konservierungsstoffe
    ½ Esslöffel Nährcreme
So wird's angerührt:
    Die beiden Zutaten miteinander vermischen.
Und so macht's schön:
    Das Gesicht gründlich reinigen. Um deine Haut aufnahmefähiger zu machen, kannst du vor der Packung ein Dampfbad nehmen oder ein paar Minuten ein feuchtes, warmes Handtuch aufs Gesicht legen. Dann die Packung großzügig aufs Gesicht auftragen, mit einem warmen, feuchten Handtuch bedecken und etwa 15 Minuten einwirken lassen. Eventuelle Reste nimmst du mit feuchten Tüchern ab oder spülst das Gesicht mit warmem Wasser ab. Die Haut fühlt sich jetzt wunderbar sauber, glatt und fest an und braucht eigentlich nichts mehr. Nur wenn du ein spannendes Gefühl hast, cremst du dich wie gewohnt ein.

Schön mit Quark

So'n Quark? Von wegen, mit den richtigen Zutaten versetzt, wirkt Quark adstringierend. Kann aber, mit wieder anderen Zutaten auch bei normaler bis trockener Haut große Wirkung erreichen.

FÜRS GESICHT

Die Quark-Maske und -Packung rücken fettiger Haut zu Leibe und lassen sie frisch und rein aussehen.

Quark-Maske

Zutaten:

    2 Esslöffel Quark
    1 Teelöffel Honig
    1 Teelöffel Zitronensaft
    Zitronenwasser (1 Liter Wasser vermischt mit dem Saft von 1 Zitrone)

So wird's angerührt:

    Quark, Honig und Zitronensaft miteinander verrühren.

Und so macht's schön:

    Die Maske auftragen und etwa 20 Minuten einwirken lassen. Mit Zitronenwasser abwaschen.

Wenn du eigentlich eine normale Haut hast und ihr einfach etwas Gutes tun willst, ersetzt du den Zitronensaft durch Milch oder – wenn deine Haut mal etwas trockener ist als sonst – durch Sahne. Schon wird's eine Packung, die nährt.

Quark-Packung

Zutaten:

2 Esslöffel Quark

1 Teelöffel Honig

1 Esslöffel Sahne

So wird's angerührt:

Die Zutaten miteinander vermischen.

Und so macht's schön:

Den Brei aufs Gesicht streichen und das Ganze mit einem feuchten, warmen Handtuch bedecken. Nun etwa 30 Minuten auf der Couch entspannen und die Packung einwirken lassen. Danach alles mit warmem Wasser abwaschen.

SCHÖN MIT DEM SALATSOSSENTRIO

Essig, Öl und Majo – gibt es einen Salat, der ohne einen dieser Klassiker der kalten Küche angemacht ist? Wohl kaum. Und wenn du erst mal gelesen hast, was in den drei Würzspezialisten sonst noch so drinsteckt, dann wirst wohl auch du nicht länger ohne ihren Beistand bei deinem Schönheitsprogramm auskommen wollen. Königinnen der Antike haben von den Glanzleistungen von Essigbädern und -spülungen profitiert, eine schöne Römerin, die etwas auf sich hielt, verließ nicht das Haus, ohne sich mit Olivenöl zu salben. Und Majonäse ist nicht erst seit dem letzten Jahrhundert mehr als nur ein Pommes-Begleiter. Zweifel? Da hilft wohl nur ausprobieren!

Schön mit Essig

Essig hat ein Geheimnis: Sein Ph-Wert ist dem unserer Haut sehr ähnlich. Was das bedeutet, willst du wissen? Nun, wenn Seife und andere Reinigungsprodukte alkalische Rückstände auf Haut und Haar hinterlassen, wird der natürliche Säureschutzmantel empfindlich gestört. Dieser ist unter anderem dazu da, Bakterien zu bekämpfen. Essig stellt die natürliche Balance wieder her, neutralisiert die Rückstände und bringt den Säureschutzmantel wieder ins Lot. Übrigens: Essig nie pur auf die Haut auftragen, sondern immer ein Teil Essig mit 8 Teilen Wasser mischen.

TIPP

Steht eine schmutzige Arbeit an? Dann am besten die Hände vorher mit Essig einreiben. Der schließt die Poren. So lässt sich nach der Arbeit der Schmutz viel leichter entfernen.

FÜR DEN KÖRPER

Essig steht übrigens bereits seit Jahrhunderten ganz oben auf der Schönheitsliste von bekannten und weniger bekannten Schönheiten. Maria Stuart, Königin von Schottland, soll beispielsweise regelmäßig Essigbäder genommen haben. Na, hast du Lust, auf königlichen Spuren zu wandeln?

Weinessig-Bad

Zutaten:

1 Tasse Weinessig oder saurer Wein

So wird's angerührt:

Schneller geht's mit fertigem Weinessig, denn für den reicht wahrscheinlich ein Griff in den Küchenschrank. Wer seine Schönheit von längerer Hand vorbereiten kann und will, lässt einen Rest Wein in der offenen Flasche mehrere Tage bei Zimmertemperatur stehen. Der Wein wird sauer.

Und so macht's schön:

Einfach den Weinessig oder sauren Wein ins warme Badewasser gießen, in die Wanne steigen und 30 Minuten alles vergessen! Übrigens: Weiß- und Rotweinessig sind gleichermaßen geeignet. Rotweinessig hat jedoch den netten Nebeneffekt, dass er dem Badewasser eine rosige Färbung verleiht.

Wenn dich der Weinessiggeruch stört, du aber trotzdem in
den Genuss der pflegenden Wirkung des Essigs kommen
möchtest, dann ist die Variante mit Rosenblättern wohl eher
etwas für dich. Nur solltest du die Mischung 2 Wochen vor
dem Wellnesstag ansetzen.

Apfelessig-Bad mit Rosenblättern

Zutaten:

½ Liter Apfelessig

1 Tasse frische Rosenblätter

So wird's angerührt:

Die frischen Rosenblätter auf Küchenkrepppapier ausbrei-
ten und über Nacht anwelken lassen. Am nächsten Tag
den Essig bei mittlerer Temperatur in einem Topf zum Kochen bringen. Die Rosenblätter in ein verschließbares, ste-
rilisiertes Glas mit einer großen Öffnung legen. Der Deckel
sollte nicht aus Metall sein. Den Essig über die Blätter gießen und das Glas verschließen. 2 Wochen stehen lassen,
dann abseihen und in eine verschließbare, saubere Flasche
füllen.

Und so macht's schön:

Die Wanne zur Hälfte mit warmem Wasser füllen, dann
2 Tassen von dem Rosenblatt-Essig in die Wanne schütten.
Jetzt raus aus den Klamotten und rein in die Wanne! Das
Wasser weiter einlaufen lassen und nicht länger als 20 Minuten im Schönheitsbad bleiben. Danach kannst du dich
nach Belieben abbrausen oder gleich abtrocknen. Ein Trost
für alle Ungeduldigen: Die angesetzte Menge reicht für

2 Bäder. Und wenn du die Rosenblätter immer rechtzeitig neu ansetzt, kannst du dich die nächsten Male ganz spontan in diesem herrlichen Bad räkeln.

TIPPS

- Haarwasser gegen Schuppen: ½ Tasse Obstessig mit einer ½ Tasse Wasser mixen und in eine saubere Flasche füllen. Die Flüssigkeit zwischen den Haarwäschen auf die Kopfhaut auftragen. Dieses Haarwasser regt die Durchblutung an.

- Spülung für glänzendes Haar: 1 Liter warmes Wasser in einen Krug füllen und ½ Tasse Apfelessig hinzugeben. Verrühren und das Haar nach der Wäsche damit spülen. Das Haar glänzt, wird weich und gut frisierbar. Diese Spülung ist für jeden Haartyp geeignet, auch für eine empfindliche Kopfhaut.

Schön mit Olivenöl

Der Klassiker aus dem Halbdunkel des Vorratsschranks – hier fühlt sich Olivenöl am wohlsten, denn Lichteinstrahlung mindert seine Qualität – steht schon seit Jahrhunderten auf der Top-Ten-Liste der Schönmacher. Olivenöl ist ein schweres Öl, das bedeutet, dass man es gründlich einmassieren muss und so als Nebeneffekt die Haut gut durchblutet wird. Hat die Haut das Öl erst mal aufgenommen, wirkt es beruhigend und lindernd und stärkt die natürliche Abwehr, da einer der Inhaltsstoffe in seinen Strukturen dem Hautfett ähnelt. Erst kürzlich haben japanische Wissenschaftler ein neues Talent des kalt gepressten Olivenöls entdeckt: Es schützt vor Sonnenschäden – nicht vor Sonnenbrand! –, da es mit höchst wirksamen Radikalfängern, den so genannten Antioxydanzien, ausgestattet ist. Allerdings muss es kalt gepresstes Öl aus erster Pressung sein, denn nur dieses enthält genügend Vitamine und Bitterstoffe, um Sonnenradikale abzufangen.

FÜR DIE HAARE

Diese Packung kräftigt das Haar und gibt ihm neue Elastizität. Da die Packung in die Kopfhaut einmassiert wird, fördert sie außerdem das Wachstum aller nachsprießenden neuen Härchen.

Wenn du möchtest, kannst du der Packung außerdem 5 Tropfen eines beliebigen ätherischen Öls zufügen. Auf Seite 112ff. findest du eine Liste mit ätherischen Ölen und der Wirkung ihrer jeweiligen Duftnote. Die Packung solltest du 24 Stunden vor Gebrauch ansetzen, da das Olivenöl Zeit braucht, die Duftessenzen anzunehmen.

Olivenöl-Packung

Zutaten:

½ Tasse Olivenöl

5 Tropfen Weihrauchöl

5 Tropfen Kamillenöl

So wird's angerührt:

Das Olivenöl in eine Schüssel mit Deckel füllen und die ätherischen Öle hinzufügen. Deckel drauf und alles gut durchschütteln. Dann 24 Stunden an einen dunklen, kühlen Ort stellen. Vor Gebrauch noch einmal kräftig schütteln.

Und so macht's schön:

Die Haare anfeuchten. Etwas von dem Öl in die Hände geben und sanft in die Kopfhaut einmassieren. Den Vorgang mehrmals wiederholen, bis die ganze Kopfhaut in den Genuss des pflegenden Öls gekommen und die Packung fast aufgebraucht ist. Den letzten Rest Olivenöl in die Spitzen kneten. Nun eine Plastikhaube aufsetzen oder Frischhaltefolie um den Kopf wickeln und darüber ein vorgewärmtes Handtuch zum Turban schlingen. Für die nächste ½ Stunde kannst du deinen Kopf erst mal vergessen. Danach das Öl gut ausspülen und das Haar wie gewohnt waschen.

TIPP

Wusstest du, dass ein warmes Fußbad mit Zimtöl vor dem Schlafengehen herrlich entspannt?

TRAUBENKERNÖL

Die außergewöhnliche Wirkung von Traubenkernöl besteht darin, dass es – anders als viele andere natürliche Öle – blitzschnell in die Haut einzieht und sie mit reichlich ungesättigten Fettsäuren versorgt. Es ist fein, hell, geruchlos und enthält Vitamin F. Traubenkernöl verleiht einen seidenglatten Glanz und kann pur sowohl als Bodyöl als auch im Gesicht aufgetragen werden. Es bietet der Haut Hilfe zur Selbsthilfe und stopft Risse und Löcher in der äußeren Hautschicht. Die natürlichen Wasservorräte verdunsten nicht mehr – die Gesichtszüge glätten sich.

Schön mit Sesamöl

Ein Haaröl der besonderen Art lässt sich aus Sesamöl und Ingwer herstellen. Es regt die Durchblutung der Kopfhaut und damit das Wachstum der Haare an. Darüber hinaus ist es ein gutes Mittel gegen Schuppen. Bei sehr empfindlicher Kopfhaut solltest du dieses Öl jedoch nicht anwenden, da es die Durchblutung stark stimuliert.

Ingwer-Haaröl

Zutaten:

1 Teelöffel geriebene frische Ingwerwurzel

¼ Tasse Sesamöl

So wird's angerührt:

Das Öl in eine Schüssel gießen. Den geriebenen Ingwer in ein dünnes Stück Mull oder Leinen legen und durch sanftes Drücken Ingwersaft gewinnen. Etwa ¼ Teelöffel in die Schüssel mit dem Öl träufeln. Mit einem Schneebesen oder einer Gabel die beiden Zutaten gut miteinander vermischen.

Und so macht's schön:

Diesen Mix in die Kopfhaut massieren und etwa 10 Minuten einwirken lassen. Dann das Haar wie gewohnt waschen und trocknen. Wenn du merkst, dass der Ingwer deine Kopfhaut reizt, sofort ausspülen und das nächste Mal weniger Ingwer auf dieselbe Ölmenge verwenden.

Schön mit Majonäse

Was als Pommes-Begleiter nicht nur fettig und schwer aussieht, sondern sich auch genau so auf den Hüften niederlässt, genießt als Kosmetikzutat einen weitaus besseren Ruf. Wenn Haut oder Haar vor Trockenheit um Hilfe schreien, naht Rettung in Form von reichhaltiger, nährender Majonäse. Und was vorher spröde und strapaziert war, wird schnell wieder geschmeidig und glänzend.

FÜRS GESICHT

Ein tolles Rezept, wenn deine Haut besonders strapaziert ist, zum Beispiel von der Sonne, und sich spröde und trocken anfühlt. Diese Packung wirkt nährend und glättet die Haut. Sie eignet sich nicht nur fürs Gesicht, sondern für den ganzen Körper. Die Menge ist hier nur fürs Gesicht berechnet.

Majonäse-Packung

Zutaten:

1 Eigelb

3 Esslöffel Olivenöl

etwas Zitronensaft

So wird's angerührt:

Das Eigelb mit etwas Zitronensaft verrühren. Anschließend unter ständigem Rühren das Olivenöl tropfenweise hinzufügen, bis eine glatte Majonäse entsteht.

Und so macht's schön:

Die Packung großzügig auf dem Gesicht verteilen, ausnahmsweise brauchst du dabei nicht die Augen auszusparen. Ein feuchtes, warmes Tuch über das Gesicht legen und 30 Minuten zurückgelehnt den schönsten Tagträumen nachhängen. Dann die Packung mit warmem Wasser vorsichtig abspülen.

F Ü R   D I E   H A A R E

Wenn du besonders störrisches oder angegriffenes Haar mit spröden Spitzen hast, das sich obendrein schlecht kämmen lässt, solltest du diese Kur mal probieren. Sie pflegt, macht dein Haar weich, leicht kämmbar und gibt ihm Glanz.

Majonäse-Kur

Zutaten:

1 Eigelb

3 Esslöffel Weizenkeimöl

So wird's angerührt:

Das Eigelb in eine Schüssel geben. Dann unter ständigem Rühren das Weizenkeimöl tropfenweise hinzufügen, bis eine glatte Majonäse entsteht.

Und so macht's schön:

Die Majonäse gründlich ins Haar einmassieren, besonders in die Spitzen. Eine Plastikhaube aufsetzen und ein Handtuch um den Kopf wickeln. Die Kur sollte wenigstens 1 Stunde, besser noch die ganze Nacht einwirken. Am nächsten Morgen alles gründlich auswaschen.

Schnelle Variante für leichte Fälle:

Wer keine Zeit hat, etwas anzurühren und/oder keine Lust, die Kur die ganze Nacht draufzulassen – probiert's erst mal auf die easy Tour: Wie oben beschrieben eine Tasse fertige Majonäse aus dem Glas auftragen und unter Plastikhaube und Handtuch ½ Stunde einwirken lassen. Hinterher gründlich ausspülen.

SCHÖN MIT DEN 3 Hs UND M

Haferflocken, Hefe, Honig und Mehl – eigentlich recht lang-
weilige Lebensmittel, die ihr relativ unbeachtetes Dasein im
Küchenschrank oder – im Fall der Hefe – an einem Katzen-
tisch im Kühlschrank fristen. Im Dunklen verborgen träumen
die verkannten Genies davon, endlich von der Kosmetikbran-
che entdeckt zu werden. Wenn du sie an deine Haut lässt,
wird sie nie mehr wie früher sein! Na, was hältst du davon?

Schön mit Haferflocken

Im Müsli schön und gut, aber mal ehrlich – für die Schönheit sind sie ja wohl kaum die richtige Besetzung, oder? Weit gefehlt! Haferflocken enthalten besonders viel Vitamin B_1, auch Thiamin genannt. Und sie sind ein milder und dennoch porentiefer Reiniger.

FÜRS GESICHT

Diese Packung pflegt mit gleich drei positiven Eigenschaften: Sie reinigt die Haut, sie regt die Durchblutung an und last but not least: Sie versorgt sie mit wertvollen Nährstoffen.

Haferflocken-Packung

Zutaten:

2 Esslöffel feine Haferflocken

4 Esslöffel Milch

Etwas Zitronensaft

So wird's angerührt:

Die Milch erhitzen und mit den Haferflocken zu einer streichfähigen Paste verrühren. Ein Paar Tropfen Zitronensaft untermischen.

Und so macht's schön:

Die Paste noch warm auf dem Gesicht verteilen, mit einer Kompresse bedecken und etwa 30 Minuten einwirken lassen. Dann mit warmem Wasser abwaschen. Gesicht trocken tupfen und sich über den rosigen Schimmer freuen.

141

Die folgende Maske sagt großen Poren den Kampf an. Während die Inhaltsstoffe der Haferflocken gründlich reinigen, zieht das Ei die Poren leicht zusammen.

Haferflocken-Maske

Zutaten:

1 Ei

4 Esslöffel Haferflocken

So wird's angerührt:

Das Ei mit den Flocken verrühren und den Brei ein paar Minuten stehen lassen.

Und so macht's schön:

Die Maske großzügig aufs Gesicht auftragen und etwa 15 Minuten einwirken lassen. Mit einem Frottierhandschuh und warmem Wasser wird sie dann wieder abgenommen. Mit warmem Wasser nachspülen. Nun ist die Haut bereit für ein Gesichtswasser – zum Beispiel die Haferflocken-Lotion – und deine gewohnte Gesichtscreme.

Hier ein Rezept für ein mildes, aber porentief reinigendes Gesichtswasser für jeden Hauttyp:

Haferflocken-Lotion

Zutaten:

½ Glas Haferflocken

Wasser

So wird's angerührt:

Ein Glas zur Hälfte mit Haferflocken füllen. Mit Wasser auffüllen und die Haferflocken 24 Stunden einweichen lassen. Zwischendurch öfters umrühren. Am nächsten Tag die Flüssigkeit durch eine Filtertüte in eine saubere Flasche füllen.

Und so macht's schön:

Die Lotion morgens und abends auf einen Wattebausch geben und damit das Gesicht reinigen.

Ein bisschen Orangenschale zu den Flocken – und schon entsteht ein Duo, das die Haut weich macht, mit Orangen-Aroma belebt und einen strahlenden Teint zaubert.

Haferflocken-Peeling mit Orangenaroma

Zutaten:

  2 Esslöffel feine Haferflocken

  1 Esslöffel gemahlene Orangenschale einer ungespritzten Orange

So wird's angerührt:

  Beide Zutaten miteinander vermischen.

Und so macht's schön:

  Pro Peeling etwa 1 Esslöffel auf eine Untertasse geben und mit etwas warmem Wasser zu einer Paste anrühren. Diese Paste sanft ins Gesicht einmassieren und mit warmem Wasser abspülen. Das duftende Peeling kannst du 1-mal die Woche machen.

Mehr Rezepte mit Haferflocken auf Seite 170 (»Schnell frisch und strahlend schön für Date und Dancefloor«).

Schön mit Hefe

Was einen Kuchenteig zu Höchstleistungen anspornen kann, das muss eine ganz schöne Power draufhaben. Genau: Das 42,5 g-Päckchen Bierhefe, das du in der Kühltheke irgendwo zwischen Jogurt und Mozzarella findest, strotzt vor Vitaminen der B-Gruppe, vor allem B_1 und B_2. Außerdem liefert Hefe Mineralstoffe und hochwertiges Eiweiß. Die Vitamine der B-Gruppe sind übrigens unter anderem der Schlüssel für eine optimale Blutzirkulation und somit für eine gesunde, gut durchblutete Haut. Genau das, wovon du schon immer geträumt hast, oder?

FÜRS GESICHT

Hier einige Rezepte mit dem Porenputzer Hefe. Einfach mal probieren, welches auf dich und deine Haut zugeschnitten ist. Diese Packung wirkt nährend, glättend und feuchtigkeitsspendend. Sie sollte regelmäßig angewendet werden.

Hefe-Creme-Packung

Zutaten:

1 Esslöffel Hefe

½ Esslöffel Nährcreme

etwas Zitronensaft

So wird's angerührt:

Alle drei Zutaten zu einem glatten Brei verrühren.

Und so macht's schön:

Den Hefemix auf dem Gesicht verteilen, dabei die Augenpartie aussparen. Das Ganze gut 15 Minuten einwirken lassen, dann lauwarm abspülen. Das Ergebnis: ein glatter Teint, der vor Gesundheit strotzt.

Auch hier tut die Bierhefe alles, um es den Unreinheiten auf deiner Haut so richtig schwer zu machen.

Hefe-Honig-Maske

Zutaten:

3 Esslöffel Hefe

1 Esslöffel warme Milch

1 Teelöffel Honig

So wird's angerührt:

Alle drei Zutaten zu einem glatten Brei verrühren.

Und so macht's schön:

Die Maske auf dem Gesicht verteilen und 30 Minuten einwirken lassen. Dann warm abspülen und sich wie neugeboren fühlen! Wenn deine Haut unrein und fettig ist, solltest du mit dieser Maske deinen Problemen 2-mal die Woche zu Leibe rücken, und das etwa 2 Monate lang.

Hier noch eine Variante ohne Honig. Diese durchblutungsfördernde Maske erstarrt auf dem Gesicht, was ein bisschen unangenehm ziehen kann. Aber das Ergebnis kann sich sehen lassen: ein porentief sauberer und glatter Teint.

Hefe-Maske

Zutaten:

20 Gramm Hefe (knapper halber Würfel)
etwas Milch

So wird's angerührt:

Die Hefe zerbröseln, die Milch erwärmen und beides zu einem Brei verrühren.

Und so macht's schön:

Die Maske mit dem Pinsel auftragen und einwirken lassen, bis sie erstarrt ist. Dann gründlich mit warmem Wasser abspülen.

Auch das folgende Peeling kurbelt die Durchblutung heftig an und reinigt porentief. Du solltest dieses Peeling nur machen, wenn deine Haut zwar fettig und unrein, aber nicht entzündet ist.

Hefe-Peeling

Zutaten:

> 1 Würfel Hefe
> 2 Esslöffel Milch

So wird's angerührt:

> Die Hefe zerbröseln und die Milch erwärmen, die Hefe darin glatt rühren und alles etwas quellen lassen.

Und so macht's schön:

> Die Hefe – am besten mit einem Pinsel – auf dem Gesicht verteilen. Das Ganze etwa 15 bis 20 Minuten trocknen lassen. Anschließend die Maske sanft vom Gesicht rubbeln. Die Reste erst mit warmem, anschließend mit kaltem Wasser abwaschen.

Noch ein Peeling, das sich besonders für unreine Haut, aber auch für andere Hauttypen eignet. Es reinigt sanft und hautschonend ohne zu reizen. Außerdem pflegt und klärt es die Haut.

Hefe-Mandel-Peeling

Zutaten:

1 Würfel Hefe

3 Esslöffel Milch

2 Esslöffel fein geriebene Mandeln

1 Esslöffel fein geschroteter Leinsamen

So wird's angerührt:

Die Milch erwärmen. Die Hefe zerbröseln und mit der Milch glatt rühren. Mandeln und Leinsamen hinzufügen. Wenn das Ganze zu pampig ist, gießt du etwas warme Milch dazu, bis sich die Masse gut verstreichen lässt.

Und so macht's schön:

Das Peeling aufs Gesicht auftragen und etwa 20 Minuten trocknen lassen. Dann sanft abrubbeln und die Reste mit kaltem Wasser abwaschen.

Schön mit Honig

Süß, klebrig und eigentlich mehr etwas fürs Frühstücksbröt-
chen – aber allein dafür ist Honig nun doch zu schade. Bei der
Hautpflege übernimmt er die Rolle des Feuchtigkeitsliefe-
ranten und des adstringierend wirkenden Saubermanns. Außerdem ist er eine echte Glanznummer für in Not geratene
Haare.

TIPP

Für einen natürlichen Haarfestiger löst du 1 Teelöffel Honig
in einem ½ Liter Wasser auf und füllst die Flüssigkeit in eine
saubere Sprühflasche. Nach dem Waschen die handtuch-
trockenen Haare damit einsprühen und wie gewohnt trocknen und stylen. Der Honigfestiger eignet sich für jedes Haar.

FÜRS GESICHT

Drei Musketiere gegen fettige Haut: Unter Mitwirkung von Olivenöl und Hefe gibt Honig hier sein Bestes. Die nährende Maske spendet Vitamine, Mineralstoffe und Eiweiß und wirkt super gegen unreine und Mischhaut.

Honig-Hefe-Maske

Zutaten:

1 Teelöffel Honig
½ Würfel frische Hefe
2 Esslöffel Olivenöl

So wird's angerührt:

Zunächst das Olivenöl im Wasserbad erwärmen. Vom Herd nehmen und den Honig im warmen Öl auflösen. Die Hefe fein zerbröseln und alles zusammen zu einem streichfähigen Brei verrühren.

Und so macht's schön:

Die Maske gleichmäßig auftragen und trocknen lassen. Wenn deine Haut entzündet ist, spülst du die Maske, wenn sie richtig trocken ist, mit warmem Wasser ab. Bei einer nicht entzündeten Haut kannst du die Wirkung der Maske verstärken, indem du sie im getrockneten Zustand abrubbelst. Die Maske kannst du bis zu 2-mal die Woche auftragen.

Hier eine adstringierende Maske für fettige Haut. Sie reinigt, strafft und heilt.

Honig-Eiweiß-Maske

Zutaten:

3 Esslöffel (nicht zu zähflüssigen) Honig

1 Eiweiß

Etwas Weizenmehl

So wird's angerührt:

Zunächst das Eiweiß zu steifem Schnee schlagen. Dann den Honig unterrühren (wenn er zu zäh ist, eventuell etwas erwärmen). Anschließend Weizenmehl unter Rühren dazugeben, bis ein dickflüssiger Brei entsteht.

Und so macht's schön:

Die Maske lässt sich am besten mit dem Pinsel auftragen. Etwa 30 Minuten einwirken lassen und dann mit lauwarmem Wasser abspülen.

FÜR DEN KÖRPER

Wer möchte nicht eine Haut wie Milch und Honig haben? Nichts leichter als das! Der erste Schritt dahin ist ein Bad, für das du zwei Dinge brauchst – Milch und Honig. Das Luxusbad ist erfrischend und macht die Haut weich und zart. Das Pfund Salz übernimmt dabei den Part des Entschlackers.

Honig-Milch-Salz-Bad

Zutaten:

1 Tasse Honig

1 Liter Milch

500 Gramm Kochsalz

So wird's angerührt:

Die Milch leicht erwärmen und den Honig darin auflösen. Das Kochsalz in die leere Wanne schütten und die Wanne mit heißem Wasser füllen. Den Milch-Honig-Mix hineingießen.

Und so macht's schön:

Tja, da gibt's nicht viel zu tun: Einfach in die Fluten eintauchen, Augen zu und nach 20 Minuten mit Cleopatra-Feeling wieder auftauchen!

Schön mit Mehl

Mehl – das klingt weder glamourös noch clean. Und wenn wir ehrlich sind, assoziiert man mit dem Wort eigentlich nur dick machendes Gebäck und – leckere, aber mächtige Desserts aus Österreich. Doch Nomen ist hier nicht Omen: Gib ihm eine Chance, und das unscheinbare, staubige Pulver wird mit Sicherheit deine Liebe auf den zweiten Blick. Mehl spielt im Beauty-Business die Rolle des Beschützers der trockenen, schuppenden Haut, Mehl ist der Retter eines irritierten, empfindlichen Teints, der … entdecke die Möglichkeiten!

FÜRS GESICHT

Mehl mit Jogurt – das klingt zwar erst mal nach einer kargen Mahlzeit, aber als Tiefenreiniger für fettige, unreine Haut ist die Mischung ein nahrhafter Hit, der die Poren schließt.

Weizenmehl-Maske

Zutaten:

2 Esslöffel Weizenmehl

2 Esslöffel Jogurt

So wird's angerührt:

Mehl und Jogurt miteinander verrühren.

Und so macht's schön:

Den Brei auf dem zuvor gereinigten Gesicht verteilen, entspannt zurücklehnen und die folgenden 30 Minuten das nächste Date planen. Wenn die Maske trocken ist, das Ganze mit warmem Wasser abwaschen.

Hier eine Packung, die reinigt und eine wunderbar glatte, zarte Haut zaubert. Sie wirkt leicht austrocknend und hilft vor allem fettiger Haut auf die Sprünge.

Weizenmehl-Packung

Zutaten:

    3 Esslöffel Weizenmehl

    1 Teelöffel Honig

    etwas warme Milch

So wird's angerührt:

    Mehl und Honig mit der Milch zu einer streichfähigen Paste verrühren.

Und so macht's schön:

    Die warme Paste auf dem zuvor gereinigten Gesicht verteilen und ein feuchtes, warmes Frottiertuch darüber legen. Jetzt 15 Minuten entspannen und anschließend die Packung mit warmer Milch abspülen.

Hast du die Nase voll von Mitessern? Dann solltest du schnell diese Mehlmaske in der Küche zusammenrühren. Das Mandelmehl übernimmt in diesem Mix die Rolle des Porenöffners und befreit die Haut von überschüssigem Fett.

Hafermehl-Eiweiß-Maske

Zutaten:

¼ Tasse Hafermehl

2 Teelöffel Mandelmehl

1 Eiweiß

bei Bedarf etwas Wasser zugeben

So wird's angerührt:

Mandel- und Hafermehl mischen. Das Eiweiß hinzufügen und alles gut verrühren. Ist das Ganze zu zähflüssig, rührst du den Brei mit etwas Wasser glatt.

Und so macht's schön:

Den Mehlmix schön dick auf das Gesicht pinseln und etwa 15 Minuten einwirken lassen. Anschließend mit warmem Wasser abspülen.

Ein Rezept für ein sanft pflegendes Badevergnügen mit Mehl findest du auf Seite 200 (»Winterfeste Tipps für Haut und Haar«).

Rezepte für jede Gelegenheit

COUNTDOWN BIS ZUR VERABREDUNG

Du hast ein Date, und der Abend soll etwas ganz Besonderes werden? Ganz klar, außergewöhnliche Anlässe erfordern besondere Maßnahmen! Schnell noch strähnige Haare, leicht vernachlässigte Hände und einen etwas stumpfen Teint in den Griff kriegen – no problem! Auf den folgenden Seiten erfährst du, wie du dein Aussehen schnell und unkompliziert aufmöbeln kannst.

TIPP

Hier eine pflegende Lippenpomade, die aus deinen Lippen einen zarten Kussmund macht. Garantiert long lasting und äußerst schmackhaft!

2 Esslöffel Bienenwachs (gibt's geraspelt in der Apotheke) und ½ Teelöffel Kokosnussöl im Wasserbad schmelzen und gut miteinander verrühren. Das Ganze in eine saubere, kleine Schraubdose aus Plastik oder ein altes, gesäubertes Lipgloss-Döschen füllen und erkalten lassen.

Schnell frisch und strahlend schön für Date und Dancefloor

Sekt und Apfelsaft, Haferflocken und Senf, Eier und süße Sahne sind die seltsam anmutenden Zutaten zum Beauty-Menu, das dich – äußerlich angewandt – mit Sicherheit zur Königin der Nacht macht!

TIPP

Das darf doch nicht wahr sein, kurz vor dem Date sprießt ein Pickel mitten auf der Stirn. Keine Angst, Hilfe naht: Löse 2 Teelöffel Salz in 1 Tasse Wasser auf und tränke einen Wattebausch damit. Den salzigen Nothelfer mindestens 3 Minuten auf die Problemzone drücken und so die Pickelspitze aufweichen. Nicht todesmutig hineinstechen oder drücken! Besser du tupfst 1 Tropfen Honig auf die Ausbruchstelle und wartest etwa 10 Minuten ab. Dann mit warmem Wasser abspülen und Finger weg!

FÜR DIE HAARE

Viel Schwung und Fülle im Haar verspricht und hält die Cocktail-Spülung mit Sekt und Bier! Der Spirituosenmix steht übrigens unter dem Namen Black Velvet in jeder englischen Bar auf der Cocktailkarte. Innerlich angewendet benebelt er leicht, äußerlich hingegen sorgt der Drink für einen klaren Kopf: Er kräftigt das Haar und gibt ihm neue Spannkraft. Ein wirklich prickelnder Start in einen aufregenden Abend!

Cocktail-Spülung

Zutaten:

½ Glas Sekt

½ Glas Starkbier (Stout)

So wird's angerührt:

Die Zutaten miteinander verrühren.

Und so macht's schön:

Die Haare wie gewohnt mit Shampoo waschen und ausspülen. Dann dem Haar den Drink servieren, das heißt den Mix über den Kopf gießen. Anschließend die Haare wie gewohnt stylen und trocknen.

Oder willst du lieber etwas gegen deine Schuppen unternehmen? Die sollen dir ja heute Abend bestimmt nicht die Tour vermasseln, oder? Dann probier's mit dieser Apfelsaft-Spülung. Äpfel enthalten ein Enzym, das den Hautstoffwechsel anregt und somit hilft, tote Hautschüppchen abzulösen und Schmutz zu entfernen.

Apfelsaft-Spülung

Zutaten:

1 Tasse frisch gepresster Apfelsaft oder reiner, ungesüßter Apfelsaft aus der Flasche

1 Esslöffel frische Lavendelblüten

2 Tassen Wasser

So wird's angerührt:

Alle Zutaten miteinander verrühren, über Nacht stehen lassen und vor der Anwendung abseihen.

Und so macht's schön:

Die Haare wie gewohnt mit Shampoo waschen und ausspülen. Dann die duftende Apfelsaft-Spülung übers Haar gießen. Haare wie gewohnt stylen und trocknen.

FÜRS GESICHT

Während das Bad von Seite 169 deine Batterie wieder auflädt, kannst du gleichzeitig aus deinem Gesicht die Spuren des Alltags verbannen. Die Eischaum-Packung strafft und erfrischt – ist also genau das Richtige, um mit einem strahlenden Teint beim Date zu erscheinen.

Eischaum-Packung

Zutaten:

1 Eiweiß

1 Teelöffel Sahne

So wird's angerührt:

Das Eiweiß steif schlagen und dann die Sahne unterrühren.

Und so macht's schön:

Die Packung auf dem Gesicht verteilen und etwa 20 Minuten einwirken lassen. Dann erst mit warmem und anschließend mit kaltem Wasser abwaschen.

Wenn dir der Sinn eher nach Obst steht: Auch diese Packung erfrischt herrlich und strafft leicht. Sie eignet sich für jeden Hauttyp.

Apfel-Packung

Zutaten:

1 säuerlicher Apfel

1 Esslöffel Maisstärke

So wird's angerührt:

Den Apfel schälen und fein pürieren. Mit der Maisstärke glatt rühren.

Und so macht's schön:

Das Apfelmus großzügig auf dem Gesicht verteilen, ein warmes, feuchtes Handtuch darüber legen und ab in ein belebendes Bad. Nach 20 Minuten hat der Apfel seine Pektine an die Haut abgegeben und sie so bestens für deine tägliche Nährcreme vorbereitet, da Pektin die Feuchtigkeitsaufnahme der Haut steigert.

FÜR FRISCHEN ATEM

Wie steht's mit dem Atem? Kaugummi kauen ist ja schön und gut, aber wenn an diesem Abend nichts deinem selbstbewussten Auftreten im Weg stehen soll, dann geh lieber auf Nummer sicher. Gewürznelken heißt der Geheimtipp, ein Rezept, das man in Geschichten aus 1001 Nacht findet. Früher kaute man die Nelken pur. Zugegeben, der Geschmack ist gewöhnungsbedürftig, aber mit dem folgenden Mundwasser erreichst du garantiert denselben Effekt: ein frisches Gefühl und einen sehr angenehmen Atem. Kleiner Medico-Tipp am Rande: Nelken haben eine stark antiseptische und schmerzstillende Wirkung. Wenn man aus heiterem Himmel Zahnschmerzen bekommt und kein Arzt in Sicht ist, helfen sie erst mal über das Schlimmste hinweg.

Mundwasser

Zutaten:
   2 Esslöffel ganze Gewürznelken
   2 Tassen kochendes Wasser
So wird's angerührt:
   Die Nelken in ein hitzebeständiges Gefäß legen und das kochende Wasser darüber gießen. Abkühlen lassen und abseihen. Die Flüssigkeit in eine saubere Flasche füllen.
Und so macht's schön:
   Zum Mundspülen genügt jeweils 1 Teelöffel voll.

EINIGE TIPPS GEGEN SCHLECHTEN ATEM

- 1 Hand voll klein geschnittene Brunnenkresse in 1 Glas Wasser füllen und damit den Mund spülen.

- Mit 1 Schluck Apfelsaft gurgeln.

- ½ Teelöffel Salz in 1 Glas Wasser auflösen und damit spülen.

- Statt Kaugummi etwas frische Minze kauen: Das darin enthaltene ätherische Öl ist gut für das Zahnfleisch, macht die Zähne weißer und den Atem frisch.

- Auch das langsame Zerkauen 1 Kaffeebohne beseitigt lästigen Mundgeruch.

- Mundgeruch ade! Einfach ein paar Fenchelsamen aus einem Teebeutel kauen und schon ist schlechter Atem Schnee von gestern.

FÜR DEN KÖRPER

Wer vorm Ausgehen noch mindestens eine Stunde Zeit hat, kann sich sogar noch ein Bad gönnen, das den Kreislauf anregt und fit macht für einen Klasseabend. Toller Nebeneffekt: So ein Bad im Mineralsalz ist eine der besten Waffen gegen Reibeisenhaut, denn die im Salz enthaltenen Stoffe Magnesium, Bromid und Schwefel binden die Feuchtigkeit und machen die Haut straff und glatt.

Meersalz-Bad

Zutaten:

500 Gramm Meersalz

So wird's angerührt:

Das Salz im heißen Badewasser auflösen.

Und so macht's schön:

Rein ins private Tote Meer und 10 Minuten lang spüren, wie die Lake die Lebensgeister weckt. Nicht länger als 10 Minuten drinbleiben, da sonst die Wirkung umschlägt und das Bad eher müde macht!

FÜR DIE HÄNDE

Klar, Gesicht und Augen stehen bei der ersten Begegnung besonders im Blickpunkt. Und sicher fällt der Blick deines Gegenübers auch danach nicht gleich auf deine Hände. Aber spätestens, wenn ihr euch bei einem Cocktail näher kommt, turnen ungepflegte Fingernägel und raue Hände mit Sicherheit ab. Einzige Chance: eine regelmäßige Maniküre. Regelmäßig bedeutet einmal wöchentlich. Was du dafür brauchst, findest du auf Seite 216 im Kapitel »Endlich Frühling!«.

Hier ein Rezept für eine Handmaske, die in null Komma nichts aus rauen Händen Samtpfötchen macht. Weil dir nicht jeder nur in die Augen schaut, Kleines …

Handmaske mit Haferflocken

Zutaten:

¼ Tasse Haferflocken

½ Tasse Wasser

1 Esslöffel Zitronensaft

1 Teelöffel Olivenöl

So wird's angerührt:

Die Haferflocken ins Wasser geben und etwa 10 Minuten quellen lassen. Dann Zitronensaft und Öl hinzufügen und alles gut verrühren. Noch einen Augenblick stehen lassen.

Und so macht's schön:

Den Mix in die Hände einmassieren. Einige Minuten einwirken lassen, dann abspülen und die Hände eincremen.

FÜR DIE FÜSSE

Wenn du den ganzen Tag auf den Beinen warst und die Füße entsprechend müde sind, dann wird das wohl nichts mit der durchtanzten Nacht, oder? Klar doch! Die Lösung: erst ein Peeling und dann ein ungeheuer scharfes Fußbad!

Meersalz-Olivenöl-Peeling

Zutaten:

2 Esslöffel Olivenöl

2 Esslöffel Meersalz

So wird's angerührt:

Die Zutaten in eine Schale geben und miteinander verrühren.

Und so macht's schön:

Mit beiden Händen den Salz-Öl-Mix rundherum in die Füße reiben, dabei die rauen Hornhautstellen besonders gut bearbeiten. Du kannst dir nicht vorstellen, wie herrlich weich die Füße danach werden!

Und nun das Fußbad:

Fußbad mit Senf

Zutaten:

3 Esslöffel Senf

So wird's angerührt:

Eine Fußwanne mit heißem Wasser füllen und den Senf darin auflösen.

Und so macht's schön:

Die Füße 15 Minuten im Senfbad erfrischen, anschließend mit eiskaltem Wasser abbrausen. Wow! Wacher können Füße wohl nicht werden!

TIPP

Raue Ellbogen? 10 Minuten und sie werden seidenweich. Einfach 2 Zitronenhälften auspressen (den Saft kannst du ja für das Zitronen-Shampoo von Seite 56 verwenden) und beide Ellbogen für 10 Minuten in je 1 Zitronenhälfte stützen. Dabei weicht die Fruchtsäure die oberste Hornschicht auf. Anschließend den Zitronensaft abwaschen, die Ellbogen abtrocknen und gut eincremen.

Turbo-Ideen mit Teebeutel

Nichts im Kühlschrank und auch nicht viel Zeit? Kein Grund, auf Naturkosmetik zu verzichten und nicht doch in Bestform zur Fete zu gehen. Solange ein paar Teebeutel im Haus sind, ist nichts verloren. Ob Augenpflege, Gesichtsmasken oder Revitalisierungsbad – mit den kleinen Dingern ist allerhand anzufangen.

FÜRS GESICHT

Geschwollene Augen? Da hilft Schwarztee. Er enthält Tannin, eine Gerbsäure, die hautberuhigend und abschwellend wirkt.

Schwarztee-Kompressen

Zutaten:

2 Teebeutel Schwarztee

So wird's angerührt:

Die Teebeutel in einer Tasse oder Schüssel mit kochendem Wasser aufbrühen. Die Teeblätter in den Beuteln 2 Minuten quellen lassen, herausnehmen, etwas abkühlen lassen und anschließend leicht ausdrücken, so dass sie nicht mehr tropfen.

Und so macht's schön:

Auf jedes Auge 1 Beutel legen und etwa 15 Minuten entspannt zurücklehnen.

Wer empfindliche Haut und Augen hat, ist wahrscheinlich längst ein überzeugter Fan von Kamillentee. Kamille wirkt entzündungshemmend und beruhigend. Hier ein klassisches Rezept mit Wundermittelcharakter. Die Lotion kannst du auf allen gereizten, entzündeten Körperpartien anwenden. Sie beruhigt die Gesichtshaut nach einem eisigen Winterspaziergang ebenso wie nach einem ausgiebigen Sonnenbad.

Kamillentee-Lotion

Zutaten:

2 Beutel Kamillentee

So wird's angerührt:

1 Tasse kochendes Wasser über die Beutel gießen und das Ganze etwa 3 Stunden ziehen lassen. Dann die Beutel herausnehmen und ausdrücken. Die Beutel als Kompressen auf Augen oder andere gereizte Hautpartien legen. Den Tee in eine saubere Sprühflasche füllen.

Und so macht's schön:

Die Mullsäckchen als Kompresse auf Gesicht und Augen legen. Mit dem Tee kannst du außerdem noch einige Male das Gesicht benetzen.

Milde Fenchelsamen eignen sich für jeden Hauttyp. Hier in einer Schönmacher-Maske mit Honig und Jogurt.

Fencheltee-Maske

Zutaten:

1 Esslöffel Fencheltee (Samen aus einem Teebeutel)

1 Esslöffel Honig

1 Esslöffel Jogurt

So wird's angerührt:

Die Fenchelsamen leicht zerdrücken und mit einer ½ Tasse kochendem Wasser überbrühen. 10 Minuten ziehen lassen, dann abseihen und abkühlen lassen. Honig und Jogurt zusammenrühren, 1 Teelöffel vom Fencheltee hinzufügen und alles gut vermischen.

Und so macht's schön:

Die Maske aufs Gesicht pinseln und etwa 15 Minuten einwirken lassen. Dann erst mit warmem und anschließend mit kaltem Wasser abspülen. Nun noch einen Wattebausch in den restlichen Tee tauchen und als Gesichtswasser auftupfen.

FÜR DEN KÖRPER

Wenn der Tag dich ganz schön geschlaucht hat und du auf die Verabredung eigentlich gar keine Lust hast, dann solltest du erst mal in ein anregendes Bad eintauchen.

Fencheltee-Bad

Zutaten:

5 Beutel Fencheltee

So wird's angerührt:

Den Fenchel in 1 Liter Wasser 5 Minuten kochen. Den Auszug in die volle Wanne geben und gut umrühren.

Und so macht's schön:

Sofort hineinsteigen ins aromatische Bad, tief durchatmen und während der nächsten 15 Minuten die Lebensgeister erwachen lassen.

Grüner Tee enthält Antioxidanzien wie Vitamin C und E, die dazu beitragen, die natürlichen Abwehrkräfte der Haut zu stärken. Dieser Toner wirkt außerdem beruhigend auf irritierte, empfindliche Haut.

Toner aus grünem Tee

Zutaten:

½ Tasse reines Quellwasser

1 Beutel grüner Tee

So wird's angerührt:

Das Wasser zum Kochen bringen. Die Teeblätter in eine Keramikschüssel oder in ein anderes sauberes Glas füllen. Das kochende Wasser über die Blätter gießen und 2 bis 3 Minuten ziehen lassen. Dann den Tee abseihen und die Blätter auspressen. Den Tee abkühlen lassen.

Und so macht's schön:

Den kalten Tee mit einem Wattebausch oder -pad auf das Gesicht auftragen. Nicht abspülen.

DER MORGEN DANACH

Der Abend war super, die Zeit zum Schlafen aber leider zu kurz. Will heißen: Was dich da jetzt im Spiegel anguckt, hat nicht viel mit deiner sonstigen Schönheit zu tun. Tage wie diese gibt es eben – alles halb so schlimm. Mit ein paar kleinen Restaurierungsarbeiten stehst du in null Komma nichts wieder glänzend da!

Was Haut und Haar beruhigt und wieder fit macht

Was tun, wenn die Haare nicht nur muffig riechen, sondern auch noch strotzen von Stylingprodukten, die das Haar stumpf aussehen lassen? Ein Mix aus Frucht- und Kräuterextrakten schafft hier schnelle Abhilfe. Außerdem findest du ein Rezept, das deine müden Gesichtszüge wieder belebt und die Spuren von zu viel Sekt und zu wenig Schlaf, nämlich erweiterte Äderchen und Rötungen, zu verwischen versteht.

FÜR DIE HAARE

Warum sind Szenekneipen bloß immer so furchtbar verräuchert? Jedenfalls riecht dein Haar am Morgen nach einem Kneipenbesuch jedes Mal wie ein alter Mopp und fühlt sich vom vielen Gel und Haarspray ganz klebrig an – dagegen solltest du schnell etwas tun! Die folgende Spülung lässt deine Haare – und deine Umgebung – wieder aufatmen.

Haarspülung mit Deoeffekt

Zutaten:

1 Tasse Tomatensaft

2 Teelöffel Wasser

So wird's angerührt:

Saft und Wasser gut miteinander verrühren.

Und so macht's schön:

Das Haar wie gewohnt mit deinem Lieblingsshampoo waschen und spülen. Dann die Tomatensaftmischung auf das Haar geben und gut einmassieren. Gut mit kaltem Wasser ausspülen und … aufatmen!

Zitronen-Rosmarin-Conditioner

Zutaten:

2 Teelöffel Zitronensaft

1 Teelöffel Honig

1 Ei

2 Tropfen Rosmarinöl

¼ Tasse Sonnenblumenöl

So wird's angerührt:

Zitronensaft, Honig und Ei in einer feuerfesten Schüssel miteinander verrühren. Dann langsam unter Rühren im Wasserbad erwärmen. Wenn die Masse warm und cremig ist, abkühlen lassen. Dann tropfenweise und unter ständigem Rühren Sonnenblumen- und Rosmarinöl hinzufügen. Anschließend den Conditioner nochmals im Wasserbad wärmen.

Und so macht's schön:

Den warmen Conditioner ins trockene Haar einarbeiten. Etwa 15 Minuten einwirken lassen, ausspülen und das Haar wie gewohnt shampoonieren.

FÜRS GESICHT

Ein Blick in den Spiegel – und dich gucken zwei verquollene Augen in einem müden Gesicht mit dicken Tränensäcken an? Wenn du die jetzt ziemlich lichtempfindlichen Gucker überhaupt aufbekommst! Am besten schnurstracks in die Speisekammer – denn das ist ein Fall für die Kartoffel!

Kartoffel-Auflage
Zutaten:

¼ Kartoffel

So wird's angerührt:

Schneide aus der Kartoffel 2 Scheiben, die von der Größe her auf deine Augen passen.

Und so macht's schön:

Die Augenpartie anfeuchten. Dann kriechst du am besten noch mal für 10 Minuten ins Bett und legst 1 Kartoffelscheibe auf jedes Auge.

Kleine Variante:

Mehrere sehr dünne Scheiben schneiden und die Augenpartie jeweils mit mehreren Kartoffelscheiben abdecken. Auch die wenigstens 10 Minuten einwirken lassen.

So weit zu den Augen. Jetzt zum müden Gesicht. Die folgende Packung nährt und polstert schlaffe Gesichtszüge fix wieder auf.

Kartoffelbrei-Packung

Zutaten:

1 große Kartoffel
1 Eigelb
etwas heiße Milch

So wird's angerührt:

Die Kartoffel ungeschält weich kochen und die Schale dünn abpellen, denn die Wirkstoffe sitzen bei der Kartoffel direkt unter der Haut. Die Kartoffel fein zerdrücken, das Eigelb und gerade so viel heiße Milch dazugeben, dass sich alles zu einem streichfähigen Brei verrühren lässt.

Und so macht's schön:

Den noch warmen Kartoffelbrei dick aufs Gesicht streichen und ein heißes, feuchtes Handtuch darauf legen. Den Kartoffelmix 20 Minuten einwirken lassen, dann das Ganze erst warm abwaschen und danach kalt nachspülen.

Du hast es nicht so mit Kartoffeln? Okay, dann ist die Saure Sahne-Packung bestimmt das Richtige für dich. Sie eignet sich für jeden Hauttyp, nährt, erfrischt und spendet außerdem jetzt dringender denn je benötigte Vitamine.

Saure Sahne-Packung

Zutaten:

1 Esslöffel saure Sahne

1 Eigelb

etwas Oliven- oder Sonnenblumenöl

So wird's angerührt:

Sahne und Eigelb miteinander verrühren. Nach Belieben noch ein paar Tropfen Öl dazugeben.

Und so macht's schön:

Den Mix großzügig auf dem Gesicht verteilen. 15 Minuten einwirken lassen und dann mit warmem Wasser abwaschen.

Zu viel Sekt, zu wenig Schlaf? Die Folge kann eine gerötete Haut auf Wangen und Nase sein. Denn Alkohol und Schlafmangel führen dazu, dass das Blut nicht mehr so easy wie unter normalen Umständen zirkuliert und sich stattdessen in den Kapillaren staut. Das wiederum führt zu erweiterten Äderchen und Rötungen, Couperose genannt. Okay, das passiert sicher nicht nach einer einzigen Disco-Nacht, aber besser du tust bald etwas dagegen. Der folgende Öl-Cocktail (alle Zutaten sind in der Apotheke oder im Reformhaus erhältlich) wirkt gefäßstärkend:

Gesichtsöl gegen erweiterte Äderchen

Zutaten:

> 4 Tropfen Neroliöl (ätherisches Öl aus der Orangenblüte)
>
> 45 Gramm Jojobaöl
>
> 5 Gramm Borretschsamenöl (gibt's alles in der Apotheke)

So wird's angerührt:

> Alle Zutaten gut miteinander verrühren.

Und so macht's schön:

> Das Gesichtsöl morgens und abends sanft auf die betroffenen Stellen aufbringen und einklopfen.

TIPP

Die Röte wird auch gemildert, wenn du dein Gesicht nach der Reinigung mit Rosenwasser (gibt's in der Apotheke) betupfst.

Deine Haut ist zwar nicht gerötet, aber du hast das Gefühl, du bist ihr nach einer Nacht in einer verräucherten Kneipe eine Erfrischung schuldig? Dann probier mal die vitaminreiche Weizenkeim-Maske. Sie strotzt nur so vor Vitamin E und wirkt erfrischend und glättend, nährt und stimuliert und ist für jeden Hauttyp geeignet.

Weizenkeim-Vitamin-Maske

Zutaten:

2 Esslöffel Weizenkeimöl

1 Eigelb

1 Teelöffel frische Hefe

1 Teelöffel Weizenkeime

So wird's angerührt:

Das Öl tropfenweise in das Eigelb rühren, bis eine glatte Majonäse entsteht. Die Hefe fein zerbröseln und zusammen mit den Weizenkeimen unterrühren.

Und so macht's schön:

Die Maske gleichmäßig auftragen und einwirken lassen, bis sie ganz getrocknet ist. Dann mit warmem Wasser abwaschen, abrubbeln und die Reste mit warmem Wasser abspülen.

FÜR DEN KÖRPER

Wenn dir am Morgen danach der Sinn eher nach einer Rund-erneuerung steht, dann ist es jetzt Zeit für ein Bad in Zitrus-früchten. Das erweckt verloren geglaubte Lebensgeister und ist herrlich erfrischend. Und ganz nebenbei wird der Säure-schutzmantel der Haut regeneriert.

Zitrus-Vitamin-Bad

Zutaten:

2 Pfund Zitrusfrüchte (am besten ein Mix aus Pampelmu-sen, Apfelsinen und Zitronen bzw. Limetten)

So wird's angerührt:

Die Früchte auspressen und den Saft in eine Wanne mit warmem Wasser gießen.

Und so macht's schön:

15 Minuten im Fruchtcocktail schwelgen (vielleicht legst du währenddessen die Weizenkeim-Maske auf). Wer jetzt noch den Mut aufbringt, sich danach kalt abzuduschen, wird den ganzen Tag Bäume ausreißen können!

Noch ein Bad gefällig? Für dieses musst du allerdings in weiser Voraussicht am Tag vorher eingekauft haben, denn 3 Liter Buttermilch findet man nicht mal eben so im Kühlschrank. Das Milchbad glättet die Haut und erfrischt.

Buttermilch-Bad

Zutaten:

    3 Liter Buttermilch

So wird's angerührt:

    Die Buttermilch in eine Wanne mit warmem Wasser gießen.

Und so macht's schön:

    Den regulierenden, glättenden Effekt kannst du noch etwas puschen, wenn du vor dem Bad Olivenöl in raue Stellen an Knien, Knöcheln, Fersen und Ellenbogen massierst.

FÜR DIE FÜSSE

Wenn ein Körperteil ein besonderes Recht auf eine Blitzkur nach einer durchtanzten Nacht hat, dann deine Füße. Hier ein Fruchtcocktail, der herrlich duftet und die Füße zu neuem Leben erweckt.

Frucht-Creme-Maske

Zutaten:

¼ reife Banane

1 Esslöffel Ananassaft

1 Esslöffel Orangensaft

1 Esslöffel Nährcreme

So wird's angerührt:

Alle Zutaten zusammenrühren, bis eine streichfähige Paste entsteht.

Und so macht's schön:

Die Maske auf den Füßen verteilen, die Füße in Alufolie packen, hochlegen und die Maske 30 Minuten einwirken lassen. Dann auswickeln, mit warmem Wasser abspülen und die Füße gründlich, besonders zwischen den Zehen abtrocknen. Anschließend eincremen.

FÜR DEN HERZBUBEN

Und wenn du gerade so richtig schön beim Mixen in deiner Hexenküche bist: Wie wär's mit einem duften Geschenk für (d)einen Freund? Jemand, den du zwar sowieso schon gut riechen kannst, dem aber eine frische, leichte und würzige Note gut zu Gesicht stehen könnte.

Würziges Rasierwasser

Zutaten:

½ Tasse Wodka

1 Esslöffel Sekt

5 schwarze Pfefferkörner

2 trockene Lorbeerblätter

1 Teelöffel geriebene Limettenschale

⅛ Teelöffel Alaun(pulver) (gibt's in der Apotheke)

So wird's angerührt:

Alle Zutaten miteinander vermischen und in ein sauberes (möglichst dunkles Glas) mit einem gut schließenden Schraubdeckel füllen. Das Gefäß für 2 Wochen an einen dunklen, kühlen Platz stellen. Nach 2 Wochen die Flüssigkeit filtern, in eine saubere Flasche füllen und an den Herzbuben verschenken.

Und so macht's schön:

Mit dem Cologne kann sich der Glückliche nach dem Rasieren das Gesicht benetzen.

WIE DU VÄTERCHEN FROST AUSTRICKST

Rückzug ins Schneckenhaus, möchte man bei Außentemperaturen unter null sagen. Aber die Kälte ist es nicht allein, die Haut und Haar zu schaffen macht. Hinzu kommt die drinnen wie draußen trockene Luft. Die Folgen sind für Haar und Haut dieselben: Die Haare werden spröde, und die Haut schreit in dieser Jahreszeit geradezu nach Feuchtigkeit. Sie beschwert sich mit Rötungen und wird aus lauter Verzweiflung rau. Besonders Hautpartien, die nicht über Fettdrüsen verfügen, werden in Mitleidenschaft gezogen, so zum Beispiel Wangen, Arme und Beine. Keine Panik, gegen all diese Symptome des Winter-Blues gibt es kleine Tricks ...

KÖRPERPEELING FÜR TROCKENE, RAUE WINTERHAUT

Im Verhältnis 1 : 1 Zucker mit Olivenöl oder Sahne oder aber Meersalz mit Olivenöl oder Sahne mixen. Abduschen und das Peeling von Kopf bis Fuß sanft einmassieren. Nach einem solchen Peeling solltest du dich gut eincremen und an den Tagen dazwischen ein mildes Duschgel benutzen. Übrigens: Die Haut erneuert sich in jungen Jahren etwa alle 28 Tage. Ein Peeling einmal pro Monat ist also vollends ausreichend.

Winterfeste Tipps für Haut und Haar

Der häufige Wechsel zwischen Räumen mit trockener Heizungsluft und der trockenen Kaltluft draußen entzieht der Kopfhaut Feuchtigkeit und macht das Haar spröde. Zu allem Übel spalten sich die Spitzen auf dicken Rollkragenpullovern. Und winterblasse Haut ist besonders empfindlich und dünn, durch die Warm-Kalt-Gegensätze fühlt sie sich oft unterversorgt an und spannt. Aber das hört sich alles schlimmer an, als es ist, denn ab jetzt weißt du ja, wie du dem Winter ein Schnippchen schlagen kannst.

TIPPS

- Schönheit kommt auch von innen: Mix dir einen Vitamindrink aus 5 Esslöffeln Rote Beetesaft, 2 Esslöffeln Sanddornsaft, dem Saft 1 Orange und 2 Spritzern Zitronensaft. Der Schönheitssaft wirkt Wunder – im Nu sieht deine Haut wieder rosig, zart und gesund aus.
- Wer im Winter leicht raue Ellbogen oder raue Hände bekommt, mixt sich aus 1 Esslöffel Honig, ¼ Liter Wasser und dem Saft 1 Zitrone ein Bad. In einer Schüssel zuerst den Honig im Wasser auflösen, dann den Zitronensaft zugießen. Alles gut verrühren. Nun etwa 10 Minuten die Hände darin baden. Für ein Ellbogenbad die Flüssigkeit in 2 Schälchen verteilen und die Ellbogen etwa 10 Minuten darin baden. Die Fruchtsäuren lösen Hautschuppen schnell auf.

FÜR DIE HAARE

Heiße Fönluft, heiße Wickler und zu allem Übel noch der Lockenstab – all diese Stylingmethoden bringen das Haar bereits an den Rand des Erträglichen. Dann kommt auch noch der Winter und bringt das Fass zum Überlaufen. Jetzt wird's aber Zeit, was zu unternehmen. Ran an den Vorratsschrank und das Olivenöl rausgeholt. Dieses spezielle kalt gepresste Öl kräftigt das Haar und erhöht seine Spannkraft.

Oliven-Öl-Packung

Zutaten:

¼ Tasse Olivenöl

¼ Tasse kochendes destilliertes Wasser

So wird's angerührt:

Öl und Wasser auf hoher Stufe so lange mixen, bis sich das Öl in winzige Tropfen gespalten hat.

Und so macht's schön:

Das Öl gut ins trockene Haar einarbeiten und -kneten. Eine Duschhaube übers Haar stülpen, ein Handtuch drum herumwickeln und 20 Minuten einwirken lassen. Dann das Haar wie gewohnt waschen und trocknen. Die Packung am besten 1-mal die Woche wiederholen, damit die Haare in Bestform bleiben.

Auch diesen Festiger, der das Haar gegen frostige Winterluft schützt, kannst du im Handumdrehen in der Küche mixen. Er bringt Glanz ins Haar und verleiht ihm eine geschmeidige Festigkeit.

Honig-Essig-Festiger

Zutaten:

¼ Liter Wasser

1 Teelöffel Honig

etwas Obstessig

So wird's angerührt:

Das Wasser kurz erhitzen. Den Honig im Wasser auflösen und 1 Spritzer Obstessig dazugeben. Umrühren und in eine saubere Sprühflasche füllen.

Und so macht's schön:

Nach dem Shampoonieren ins handtuchtrockne Haar sprühen. Nicht auswaschen und das Haar wie gewohnt trocknen.

FÜRS GESICHT

Winterblasse Haut ist besonders empfindlich und dünn. Für jeden Hauttyp geeignet ist die folgende Packung. Sie ist ideal, wenn man aus der kalten Winterluft in geheizte Räume kommt, die Haut spannt und sich irgendwie unterversorgt anfühlt. Die Maske beruhigt irritierte Haut, spendet Feuchtigkeit und nährt.

Karotten-Quark-Maske

Zutaten:

> 2 Esslöffel fein geriebene Karotten
> 1 Esslöffel Speisequark (Halb- oder Vollfettstufe)
> 1 Esslöffel Milch

So wird's angerührt:

> Alle Zutaten zu einem streichfähigen Brei verrühren.

Und so macht's schön:

> Den Brei großzügig über Gesicht und Hals verteilen und nach gut 15 Minuten mit warmem Wasser abspülen.

Vereinfachte Variante:

> 2 Esslöffel Quark mit frischem Karottensaft verrühren.

Bleiben wir beim Gemüse. Was hältst du von Sauerkraut? Magst du nicht? Möglicherweise aber deine Haut, vor allem wenn sie unrein und fettig ist! Denn Sauerkraut ist besonders vitaminreich und mineralstoffhaltig. Sein Schwefelgehalt bremst die Talgproduktion aus und wirkt keimhemmend. Der Säuregehalt von Sauerkraut wirkt positiv auf den Säureschutzmantel der Haut und verengt die Poren. Sind das etwa nicht genug Gründe für diese Maske?!

Sauerkraut-Creme-Maske

Zutaten:

1 Esslöffel Sauerkrautsaft oder

2 Esslöffel sehr fein geschnittenes Sauerkraut

½ Esslöffel Nährcreme

So wird's angerührt:

Die Zutaten gut miteinander vermischen.

Und so macht's schön:

Die Maske auftragen und gut 20 Minuten einwirken lassen. Dann mit warmem Wasser abspülen.

Dazu gibt es noch eine etwas bodenständigere Variante, nämlich eine adstringierende Packung gegen fettige Haut.

Sauerkraut-Packung

Zutaten:

1 Hand voll rohes Sauerkraut

So wird's angerührt:

Hier gibt's tatsächlich nichts zu tun!

Und so macht's schön:

Das Sauerkraut auf dem Gesicht verteilen und mit einem
feuchten, warmen Handtuch abdecken. 20 Minuten lang
den Sauerkrautduft aushalten. Dann erst alles abnehmen,
danach abwaschen. Jetzt musst du nur noch deine normale Nährcreme auftragen und dich großartig fühlen!

TIPPS

- Leuchtet die Nase schon seit Wochen in einem satten
  Dauerrot? Einfach öfter mal in lauwarmes Rosenwasser
  tauchen (in der Apotheke erhältlich).
- Aufgesprungene Lippen freuen sich über eine Behandlung mit Honig: Den Honig auf die Lippen streichen und
  am besten über Nacht wirken lassen. Süße Belohnung:
  ein weicher Kussmund.

Immer noch kein Freund von Sauerkraut? Okay, dann gibt's jetzt was mit Honig! Die Saure Sahne-Honig-Maske päppelt fettige, unreine und Mischhaut nach einem langen Spaziergang bei kalter Witterung wieder auf.

Saure Sahne-Honig-Maske

Zutaten:

  1 Teelöfel Honig

  1 Esslöffel saure Sahne

  1 Esslöffel Mehl

So wird's angerührt:

  Alle Zutaten zusammenrühren.

Und so macht's schön:

  Den Mix mit dem Pinsel auftragen. Wenn's besonders gut wirken soll, eine heiße Kompresse (siehe Seite 15) darauf legen und für die nächsten 20 Minuten abschalten.

Variante:

  Deine Haut neigt beim ständigen Wechsel zwischen warmer Zimmertemperatur und Eiseskälte im Freien eher zu Trockenheit und zeigt sich von ihrer empfindlichen Seite? Dann wandelst du die Sahne-Honig-Maske einfach ab und machst sie richtig süß – statt der sauren nimmst du dieselbe Menge süße Sahne. Wenn du die Maske mit einer Kompresse abdecken möchtest, sollte diese höchstens lauwarm sein.

FÜR DEN KÖRPER

Wenn draußen ein eisiger Wind einem das letzte bisschen Fett aus dem Gesicht zieht und man bis auf die Knochen durchgefroren nach Hause kommt, gibt's eigentlich nichts Schöneres als ein kuscheliges Schönheitsvollbad. Eines, an dem sich die Haut so richtig satt trinken und reichlich Feuchtigkeit tanken kann! Wie wär's mit Milch und Olivenöl?

Olivenöl-Milchbad

Zutaten:

1 Tasse Olivenöl

1 Tasse Buttermilch

So wird's angerührt:

Das Öl und die Buttermilch in die Wanne schütten, dann das nicht zu heiße Badewasser einlassen.

Und so macht's schön:

Aus Öl, Milch und Wasser wird eine Emulsion, die sich angenehm weich auf der Haut anfühlt, und auch der Gesichtshaut sehr gut tut. Wer das Beste aus dem Bad herausholen möchte, trocknet sich nicht ab, sondern hüllt sich in ein wohlig vorgewärmtes Badetuch.

Noch ein Schönheitsbad, am besten für einen Sonntagmorgen. Der Zitrusduft belebt, während die Kamille gereizte Winterhaut beruhigt.

Orangen-Kamille-Bad

Zutaten:

    3 Beutel Kamillentee

    3 frische Orangen

So wird's angerührt:

    Die Teebeutel hängst du am besten unter den Wasserhahn, so dass das einlaufende Wasser gleich das Aroma der Kamille freisetzt. Die Orangen werden geschält, in Spalten zerteilt und in die Wanne gelegt.

Und so macht's schön:

    In die Wanne steigen und in einem Bad mit besänftigender Kamille, anregendem Orangenduft und viel gesundem Vitamin C in aller Ruhe planen, wie der Rest des Sonntags verlaufen könnte!

> **T I P P**
>
> *Winterzeit ist Zeit für Fettnäpfchen.* Wusstest du, dass Rizinusöl Augenbrauen und Wimpern zum Glänzen bringt? Etwas Öl in eine Untertasse gießen und mit einem kleinen Bürstchen Wimpern und Brauen damit in Form bürsten. Das ersetzt nicht nur die Mascara, es verhindert auch, dass die feinen Härchen brüchig werden.

Sanft und mild sollen Bäder im Winter sein. Das heißt, an Mehl als Idealbesetzung fürs gepflegte Badevergnügen führt kein Weg vorbei. Es ist besonders gut geeignet für empfindliche und trockene, schuppige Haut, sie wird nach dem Bad herrlich glatt, weich und zart.

Mehlbad

Zutaten:

300 Gramm Weizen- oder Hafermehl

So wird's angerührt:

Das Mehl in ein Säckchen aus feinem Leinen oder einen Perlonstrumpf geben und zubinden. Säckchen oder Strumpf in die Wanne unter den Wasserhahn legen und heißes Badewasser einlaufen lassen. Zuletzt das Säckchen mehrmals ausdrücken.

Und so macht's schön:

Hinein ins trübe Nass! Hier siegt nicht die Optik, sondern der innere Wert. Was tut man nicht alles für eine glatte, zarte Haut! Kein Problem also, mit geschlossenen Augen 15 Minuten im Schönheits-Minipool auszuhalten, oder?

Variante:

Ein Tipp wie geschaffen für Bella-Italia-Fans. Statt Weizen- oder Hafermehl kannst du Polentamehl, sprich Maisstärke, verwenden. Einfach 1 Tasse davon mit kaltem Wasser anrühren und ins Badewasser schütten.

FARBTHERAPIE FÜRS BADEWASSER

Wenn dir in der kalten Jahreszeit öfter mal die Decke auf den Kopf fällt, weil Einheitsgrau die Welt regiert, ist es Zeit für ein stimulierendes Farbbad. Wie die Farben wirken, wird auf der nächsten Seite erläutert.

Farbiges Badesalz
Zutaten:
  1 Tasse Bittersalz
  1 Tasse Meersalz
  Lebensmittelfarbe nach Wahl
So wird's angerührt:
  Das Salz in einen Plastikbeutel füllen und einige Tropfen Lebensmittelfarbe hinzugeben. Die Farbe gut ins Salz einarbeiten, indem du den Beutel von außen knetest. Anschließend das Salz in ein dekoratives, verschließbares, dunkles Gefäß füllen. Pro Bad eine ½ Tasse vom Badesalz in die Wanne schütten, während das Wasser einläuft.
Und so macht's schön:
  Hinein ins nicht zu heiße Farbbad und 15 Minuten lang je nach Farbwahl Temperament tanken, zum Ruhepol werden oder Heiterkeit aufsaugen. Das Bittersalz in diesem Badezusatz regt die Durchblutung an und wärmt müde Muskeln.
Variante:
  Wenn's auch noch duften soll, fügst du einfach pro Badesalzportion (½ Tasse) 3 bis 5 Tropfen eines ätherischen Öls

deiner Wahl hinzu. Das Öl gut mit dem Salz mischen (siehe oben). Welche Öle wie wirken, steht im Kapitel »Kleine Duftkunde« auf Seite 111ff. Du solltest möglichst Öl und Farbe in ihrer Wirkung aufeinander abstimmen!

Und so wirken die verschiedenen Farben:

- *Gelb* ist die Farbe der Inspirationen und des Ideenreichtums. Die Lymphen werden aktiv, der Stoffwechsel kommt in Schwung. So, wie der Körper im Wasser schwerelos wird, so flockig-leicht scheint das Leben nach so einem Vollbad wieder zu sein.
- Ein paar Minuten im *blauen* Bad und du merkst, wie du dich erholst, klarer denken kannst und dich frischer fühlst.
- *Grün* ist die Entspannungsfarbe Nummer Eins. Stellt Blau dich schon herrlich ruhig, so wirst du im grünen Nass zum Lämmchen. Stress und Wut sind vergessen, deine Nerven werden von der Waldfarbe eingelullt und nach dem Bad ist alles wieder im grünen Bereich.
- *Rot* ist die Farbe der Lebensfreude und Entschlusskraft. Rot macht mobil, gibt dem Stoffwechsel einen Kick, regt die Durchblutung und die Funktion der Drüsen an. Rot verführt zum Wohlfühlen, versetzt in einen lebenslustigen Rausch, ist quasi Lebenselixier pur!
- Ein Bad in *Rosa* ist wie Balsam für die Seele. Wenn du in die Luft gehen könntest vor Gereiztheit, dann holt dich ein Abtauchen in rosarote Fluten zurück auf den Boden der Tatsachen und beruhigt deine Nerven.

Winter ade

Mit den vorangegangenen Rezepten ausgestattet, sollte es dir gelingen, mit Haut und Haar heil durch die kalte Jahreszeit zu kommen. Wenn sich dann endlich die ersten Frühlingsboten zeigen, weht ein neuer frischer Schönheitswind. Zeit für Körper und Geist, aus dem Winterschlaf aufzuwachen! Power und Schönheit zum Trinken liefert – und das möglichst täglich! – dieser Gemüsecocktail:

Frühlings-Aufbau-Drink

Zutaten:

  1 Bund Petersilie

  4 Karotten

  2 Stangen Bleichsellerie

  1 Hand voll Spinat

So wird's angerührt:

  Alles klein schneiden und im Mixer pürieren.

Und so macht's schön:

  Sofort und schluckweise trinken!

ENDLICH FRÜHLING!

Der Winter ist vorbei, und nun heißt's erst mal Bilanz ziehen: Ob weiche Wolle oder harter Filz – Mützen und Hüte haben die Haare wie ein Reibeisen aufgeraut. Sie haben ihre Elastizität verloren, wirken glanzlos und brüchig. Außerdem haben die Kopfbedeckungen das Haar ständig platt gedrückt und es fettet darum wesentlich schneller nach. So manches ist also etwas aus dem Lot geraten. Zeit für eine Frühjahrskur, denn auch der Rest des Körpers hat unter der trocknen, kalten Winterluft gelitten, die Haut ist trocken und spröde. Nun ist eine Runderneuerung von der Haarspitze bis zum großen Zeh angesagt. Wie wär's mit einem ganzen (Sonn-)Tag?

Frühlingskur von Kopf bis Fuß

Auf den folgenden Seiten steht, was du für einen Schönheitsmarathon im Frühling brauchst. Du erfährst, wie sich die Talgproduktion der Kopfhaut wieder in normale Bahnen lenken lässt, was du tun kannst, um deinen Teint aufzufrischen, wie du deinen ganzen Körper mit Peeling und Öl verwöhnst und schließlich worüber sich deine Hände und Füße freuen.

FÜR DIE HAARE

Fettiges und strähniges Haar? Hier kommt Hilfe im Doppel-pack. Erst mal das Kresse-Kamille-Shampoo: Es ist besonders für blondes Haar geeignet, denn die Kamille macht ein helles Köpfchen. Wenn du dunkle Haare hast, lässt du die Kamille einfach weg. Die Brunnenkresse wird in diesem Mix gegen das überschüssige Fett der Kopfhaut aktiv.

Kresse-Kamille Shampoo

Zutaten:

 2 Esslöffel neutrales, geruchsfreies Bioshampoo
 ¼ Tasse frische Brunnenkresse
 2 Esslöffel getrocknete Kamillenblüten
 1 Tasse Quellwasser
 1 Teelöffel Mandelöl
 2 Tropfen Kamillenöl

So wird's angerührt:

 Kresse und Kamille in eine Schüssel geben und das Quell-wasser aufkochen. Über die Kräuter gießen und etwa 15 Minuten ziehen lassen. Das Ganze durchfiltern und den Tee mit Shampoo und Mandelöl verrühren. Das Kamillen-öl hinzufügen und nochmals gut umrühren. Das Shampoo in eine saubere, verschließbare Flasche füllen.

Und so macht's schön:

 Die Haare wie gewohnt mit dem Shampoo waschen.

Rum und Ei – hmm, das duftet wie der Eierpunsch zu Weihnachten! Diese Packung nährt und pflegt strapaziertes Haar. Die Durchblutung der Kopfhaut und der Haarwuchs werden angeregt.

Eier-Rum-Packung

Zutaten:

2 Eigelbe

2 Esslöffel Rum

etwas Olivenöl

So wird's angerührt:

Rum und Eigelbe mit etwas Olivenöl verquirlen.

Und so macht's schön:

Die Haare anfeuchten. Die Packung gut in Haar und Kopfhaut einmassieren. Plastikfolie um den Kopf wickeln und ein vorgewärmtes Handtuch herumschlingen. 15 Minuten sollte das Ganze mindestens einwirken, um einen glänzenden Effekt zu haben. Nach der Einwirkzeit die Haare gut ausspülen und anschließend vielleicht noch mit einer Essigspülung auf Hochglanz bringen. Den richtigen Mix findest du im Kapitel »Schön mit Essig«, Seite 132.

Da du an diesem Tag Schönheit mit allen Poren aufsaugen möchtest, fängst du dein Gesichts-Pflegeprogramm am besten mit einer Kompresse an. Warme und heiße Kompressen weichen die Hornschicht auf, regen die Durchblutung an und erweitern die Poren. Auf Seite 210 findest du das für deinen Hauttyp passende Kraut und die richtige Temperatur der Kompresse.

Die Kompresse hat deine Haut ideal aufs Peeling vorbereitet. Hier eines gegen fettige, unreine Haut. Es fördert die Durchblutung und verhilft dir zu einem klaren Teint.

Mandel-Mehl-Peeling

Zutaten:

    2 Teelöffel Haferflocken

    2 Teelöffel geriebene Mandeln

    1 Teelöffel Weizenmehl

    etwas Milch

So wird's angerührt:

Haferflocken und Mandeln pulverisieren und in einer Schüssel mit dem Mehl mischen. Etwas Milch erhitzen und so viel zu den Zutaten geben, dass diese sich zu einer homogenen Paste verrühren lassen.

Und so macht's schön:

Die Paste trägst du auf das gereinigte Gesicht auf und setzt dich mit einem guten Buch für etwa 30 Minuten in deine Lieblingsecke. Während der Zeit trocknet die Maske auf deinem Gesicht an, was ein etwas komisches, spannendes Gefühl zur Folge hat. Durchhalten oder eine feuchte, warme Kompresse auf das Peeling legen und somit die austrocknende und durchblutungsfördernde Wirkung verhindern. Ist die Maske richtig trocken, rubbelst du sie mit den Fingern ab. Danach warm und kalt nachspülen.

Nach dem Peeling ist deine Haut bestens auf eine nährende Extrapackung vorbereitet. Die folgende Reis-Packung eignet sich für jeden Hauttyp. Sie nährt und führt der Haut Vitamine zu, die der Reis reichlich enthält.

Reis-Packung

Zutaten:

4 Esslöffel gekochter Reis

1 Teelöffel Honig

3 Teelöffel Sahne

So wird's angerührt:

Den Reis mit der Gabel zerdrücken. Mit Sahne und Honig zu einem streichfähigen Brei rühren.

Und so macht's schön:

Das Ganze gut über das Gesicht verteilen. Je nach Hauttyp mit einer kühlen, warmen oder heißen Kompresse bedecken. Nun sind erst mal 30 Minuten Entspannung angesagt. Danach die Packung mit warmem Wasser abspülen.

PORENTIEF REIN MIT DAMPF

Wenn sich der Frühling ansagt, ist ein reinigendes Dampfbad für die Haut genau das Richtige, um den Winter auszutreiben. Wie wär's mit einem aus frischen Rosenblättern?

- Wenn du *normale Haut* hast, dann darf das Dampfbad heiß sein und sollte nicht länger als 5 Minuten dauern.
  Mögliche Zusätze: Kamille, Lindenblüten, frische Rosenblätter.

- Wenn du *trockene Haut* hast, dann darf das Dampfbad maximal warm sein und sollte nicht länger als 3 Minuten dauern.
  Mögliche Zusätze: Fenchel, frische Rosenblätter, Kamille und Lindenblüten.

- Wenn du *fettige, unreine Haut* hast, dann darf das Dampfbad heiß sein und sollte nicht länger als 10 Minuten dauern.
  Mögliche Zusätze: Petersilie, Pfefferminze, Thymian und Rosmarin.

- Wenn du *Mischhaut* hast, dann darf das Dampfbad warm sein und sollte nicht länger als 5 Minuten dauern.
  Mögliche Zusätze: Salbei, Kamille und Lindenblüten.

FÜR DEN KÖRPER

Wenn du dir einen ganzen Tag für die Schönheit gönnst, ist ja auch Zeit, mal ein aufwändigeres Rezept auszuprobieren. Zum Beispiel ein duftendes Körperpeeling mit Orangen und Mandeln.

Orangen-Mandel-Peeling

Zutaten:

  2 Esslöffel pulverisierte, getrocknete Orangenschale
  2 Esslöffel gemahlene Mandeln
  2 Esslöffel Hafermehl
  1 Esslöffel rote Rosenblätter
  6 Esslöffel Mandelöl
  5 Tropfen Rosenöl
  5 Tropfen Zedernholzöl

So wird's angerührt:

  Alle trockenen Zutaten in einer Schale gut miteinander mischen. Löffel für Löffel das Mandelöl hinzugeben und das Ganze zu einer Paste verrühren. Zuletzt Rosen- und Zedernholzöl hinzufügen.

Und so macht's schön:

  Das Peeling sehr sorgfältig von Kopf bis Fuß in die feuchte Haut massieren und dann lauwarm abduschen. Das Peeling solltest du nicht viel länger als 2 Wochen stehen lassen. Aber mit ziemlicher Wahrscheinlichkeit hast du diesen duftenden Weichmacher ohnehin in null Komma nichts aufgebraucht!

Wenn du am ganzen Körper gegen unreine Haut kämpfst, die außerdem noch empfindlich reagiert, dann macht ein Kleie-Bad an deinem Schönheitstag reinen Tisch! Es entschlackt und macht die Haut weich und rein.

Kleie-Bad

Zutaten:

2 Tassen Weizenkleie

So wird's angerührt:

Die Kleie füllst du am besten in eine alte Nylonstrumpfhose oder ein Mullsäckchen, das sich aus Verbandsmull aus der Apotheke einfach knoten lässt. Das Säckchen mit Kleie unter den Wasserhahn hängen, so dass das einlaufende Wasser die Wirkstoffe der Kleie gleich ins Wasser transportiert. Wenn die Wanne voll ist, wird der Beutel ausgedrückt, damit auch alles Gute der Kleie im Wasser landet.

Und so macht's schön:

15 Minuten in diesem trüben Hautschmeichlerbad bescheren deiner Haut einen Festtag. Danach mit der Pfefferminze-Körperlotion eincremen.

Nichts geht über eine duftende Lotion nach dem Bad. Hier ein Rezept, das etwas mehr Zeit beim Zusammenrühren braucht.

Pfefferminze-Körperlotion

Zutaten:

    1 Teelöffel Bienenwachs
    1 Teelöffel Lanolin
    2 Esslöffel Vaseline
    5 Teelöffel Aprikosenkernöl
    4 Teelöffel Sonnenblumenöl
    10 Tropfen Pfefferminzöl

So wird's angerührt:

In eine Schüssel Bienenwachs, Lanolin, Vaseline sowie Sonnenblumen- und Aprikosenkernöl geben. Die Schüssel ins Wasserbad stellen, das Wasser erhitzen und die Zutaten zum Schmelzen bringen. Ist das Wachs flüssig, den Topf vom Herd nehmen und das Ganze gut miteinander verrühren. Weiterrühren, bis die Masse erkaltet ist. Schließlich das Pfefferminzöl dazugeben und noch einmal gut verrühren. Alles in eine saubere, dekorative Flasche füllen und möglichst dunkel und kühl aufbewahren.

Und so macht's schön:

Die Lotion ist herrlich erfrischend an warmen Sommertagen. Wenn du ein anderes Lieblingsöl hast, dann schau doch einfach in der Liste mit ätherischen Ölen, ihren Düften und Wirkungen auf Seite 112ff. im Kapitel »Schön mit Kräutern« nach. Je nach Intensität des Duftes kannst du zwischen 10 und 20 Tropfen zusetzen.

Wenn du lieber ein Körper-Öl magst, dann probier mal folgendes Rezept:

Vier-Öl-Balsam

Zutaten:

Je 1 Esslöffel Mandel-, Avocado-, Sesam- und Traubenkernöl

So wird's angerührt:

Alle Ölsorten mit dem Mixer mischen.

Und so macht's schön:

Das Öl in die noch feuchte Haut nach dem Baden einmassieren. Den Rest möglichst dunkel und kühl bis zum nächsten Bad aufheben.

Keine Lust auf ein Bad? Wie wär's stattdessen mit einer Ganz-körperpackung nach dem Duftpeeling? Die Avocado-Packung eignet sich besonders für eine spröde, trockene Haut, wie man sie oft im Winter bekommt, denn die Avocadofrucht ist voller hochwertiger Öle, Fette und Vitamine.

Avocado-Creme-Packung

Zutaten:

   2 frische Avocado

   2 Teelöffel Hamameliswasser (gibt's in der Apotheke)

   2 Eigelbe

   2 Teelöffel flüssiger Honig

   2 Teelöffel reiner Apfelessig

   6 Esslöffel Olivenöl

So wird's angerührt:

   Die Avocado schälen, das Fruchtfleisch zerdrücken und in einer Schüssel mit dem Honig verrühren. Hamameliswasser und Essig dazugeben, dann die Eigelbe separat schaumig schlagen und ebenfalls einrühren. Zum Schluss das Olivenöl tropfenweise unter Rühren dazugeben. Das Ganze zu einer homogenen Masse verrühren.

Und so macht's schön:

   Auftragen, wo Extrapflege dringend benötigt wird – nach Belieben erst auf das Dekolletee, dann auf den Rücken oder andersherum. Jeweils nach 20 Minuten unter die Dusche und das Püree mit warmem Wasser abspülen.

FÜR DIE HÄNDE

So, Haare, Gesicht und Körper haben ihre Streichel- und Pflegeeinheiten bekommen, jetzt sind die Hände an der Reihe. Einmal die Woche solltest du dir die Zeit für eine gründliche Maniküre nehmen.

Am besten suchst du erst mal alles zusammen, was du dafür brauchst: eine Schale, eine Nagelbürste, eine Sandblattfeile, ein Orangenholzstäbchen, ein Handtuch, fürs Handbad milde, flüssige Seife und einen Esslöffel Honig, fürs Finish nach Belieben ein Polierkissen und einen weißen Nagelstift (für eine French Manicure) oder deinen Lieblingsnagellack. Dann kann's ja losgehen:

1. Alle Nagellackreste entfernen.
2. Nun das Handbad ansetzen. Dafür etwas flüssige Seife und den Honig in warmem Wasser auflösen und die Hände etwa 10 Minuten darin baden. Dann mit der Nagelbürste die Nagelunterseiten bürsten.
3. Die Hände abtrocknen und eine reichhaltige Handcreme in Hände und Nagelhäute einmassieren, zum Beispiel die Handcreme mit Kakaobutter (Rezept siehe weiter unten). Dann mit dem Orangenholzstäbchen die jetzt aufgeweichte Nagelhaut vorsichtig zurückschieben.
4. Alle Fingernägel auf dieselbe Länge zurechtfeilen.
5. Wenn deine Hände die Handcreme jetzt bereits gierig aufgesogen und trotzdem noch ein paar raue Stellen haben, dann hilft eine Handmaske. Ein Rezept dafür findest du auf Seite 170 (»Countdown bis zur Verabredung«).

6. Nun noch einmal eine nährende Handcreme dick auftragen, die Hände in Plastikfolie einwickeln und 15 Minuten in aller Seelenruhe die Daily Soap im Fernsehen verfolgen ... Anschließend eventuell überschüssige Creme mit einem Papiertaschentuch abnehmen.

7. Last but not least die Deko: Dein Lieblingsnagellack oder French Manicure? Reine Geschmackssache. Wichtig ist, dass du den Nagellack nicht zu nah ans Nagelbett aufträgst, da der Nagel sonst nicht atmen kann. Für die French Manicure polierst du die Nägel mit dem Polierkissen auf Hochglanz. Danach wird die Unterseite des Nagels mit dem weißen Nagelstift ausgemalt.

BEI TROCKENEN UND BRÜCHIGEN NÄGELN

- *Hilft eine Kur von innen:* Am besten pro Tag ungefähr 15 Gramm Gelatine essen. Richtig lecker kann das in Form von Desserts sein.

- *Hilft Gelatine auch von außen:* ½ Päckchen Gelatine in eine Schüssel geben, mit kochendem Wasser übergießen und gut verrühren. Abkühlen lassen und die Finger etwa 5 Minuten in den noch warmen Mix tauchen. Finger herausnehmen und die Gelatinereste in Nägel und Nagelbett einmassieren. Danach die Hände mit warmem Wasser waschen.

Wenn deine Nägel so trocken und brüchig sind, dass du damit nicht einmal der Konkurrenz die Augen auskratzen könntest, dann hilft das folgende Stärkungs-Öl. Es versorgt die Nägel mit Feuchtigkeit und gibt ihnen neue Flexibilität.

Stärkungs-Öl für die Nägel

Zutaten:

1 Teelöffel Olivenöl

1 Teelöffel Rizinusöl

¼ Teelöffel frischer Zitronensaft

So wird's angerührt:

Alle Zutaten zusammenrühren und in eine saubere, verschließbare, kleine Flasche füllen. Vor Gebrauch jeweils schütteln.

Und so macht's schön:

Etwas von dem Öl in jeden Finger einzeln massieren und 5 Minuten einwirken lassen. Dann das überschüssige Öl mit einem Papiertaschentuch abnehmen. Die Kur so oft wie möglich wiederholen.

Für dieses Rezept musst du wahrscheinlich einen Abstecher in die Apotheke machen.

Handcreme mit Kakaobutter

Zutaten:

    1 Esslöffel geriebene Kakaobutter

    1 Esslöffel Mandelöl

    1 Esslöffel Lanolin

    ½ Teelöffel Essig

So wird's angerührt:

    Kakaobutter, Mandelöl und Lanolin zusammen erhitzen, so dass sie zu einer Masse verschmelzen. Den Essig mit dem Schneebesen in die Masse rühren. Das Ganze in ein Schraubglas mit großer Öffnung geben.

Und so macht's schön:

    Die Masse gut in die Hände einmassieren.

DAS ABC DER MANIKÜRE

Was du für deine Nägel täglich tun solltest:

- Die Fingernägel bürsten.
- Nach jedem Händewaschen beim Abtrocknen mit dem Handtuch die Nagelhaut zurückschieben.
- Abends die Nagelhaut mit Pflanzenöl massieren.
- Die Nägel regelmäßig in Form feilen, dann erübrigt sich das Schneiden.

FÜR DIE FÜSSE

Zu guter Letzt die Füße, die doch auch vom großen Tag der Runderneuerung profitieren sollen. Schließlich behandelst du sie oft genug stiefmütterlich, stimmt's? Hier also ein Fußbad, das mit einem Schlag alle Pflegesünden vergibt: Es desodoriert mit Gewürznelken, fördert mit Thymianöl die Durchblutung und macht die Haut mit Olivenöl wunderbar zart – was willst du mehr? Allerdings musst du bereits 24 Stunden vor deinem Wellnesstag die Zutaten ansetzen.

Thymian-Nelken-Fußbad

Zutaten:

12 Gewürznelken

2 Tropfen Thymianöl

1 Teelöffel Olivenöl

So wird's angerührt:

24 Stunden vor dem Fußbad die Gewürznelken in einen Esslöffel legen und mit dem Olivenöl übergießen. Am nächsten Tag eine Fußwanne mit heißem Wasser füllen und das Thymianöl hinzufügen. Dann die Olivenöl-Nelken-Mischung unterrühren.

Und so macht's schön:

Hinein mit den Füßen in die Duftölmischung! 20 Minuten solltest du ihnen im Würzbad schon gönnen. Wie du sie anschließend nach allen Regeln der Kunst päppelst, steht auf Seite 244 (»Mit heiler Haut durch den Sommer«).

Superfrisch, superduftend und vollkommen relaxed – so wohl hast du dich wahrscheinlich schon lange nicht mehr in deiner Haut gefühlt. Eigentlich schade, wenn du dich jetzt nicht in Schale schmeißt und dich der Welt von der Schokoladenseite zeigst, oder? Aber eigentlich wäre der krönende Abschluss eines Beauty-Tages, einfach früh in die Federn zu kriechen und eine ordentliche Portion Schönheitsschlaf zu nehmen.

FÜR EINEN GESEGNETEN SCHLAF

Allen, die nach der Runderneuerung nicht auf die Piste gehen, sei dieses Schlummerbad ans Herz gelegt. Das Öl kannst du als Badezusatz oder als Körperöl verwenden.

Sandmann-Öl

Zutaten:

1 Esslöffel getrocknete Kamillenblüten (ein Teebeutel mit echten Blüten tut's auch)

½ Tasse Mandelöl

5 Tropfen Lavendelöl

So wird's angerührt:

Die Kamillenblüten bzw. den Teebeutel in einen kleinen Topf legen, das Mandelöl darüber gießen und beides einige Minuten erwärmen, aber nicht aufkochen. Den Topf vom Herd nehmen und den Inhalt abkühlen lassen, dann die Kamillenblüten bzw. den Teebeutel entfernen und das Lavendelöl dazugeben. Den Ölmix in eine dekorative, saubere Flasche füllen und kühl aufbewahren.

Und so macht's schön:
Pro Schlummerbad brauchst du 1 Esslöffel von dem Öl.
Wer sich nach dem Bad noch damit einbalsamieren möch-
te, massiert etwas von dem Öl in die noch feuchte Haut.

Wenn dir der Beauty-Marathon gefallen hat, brauchst du nicht
bis zum nächsten Frühjahr auf eine Wiederholung zu warten.
So ein Allround-Check tut Körper und Seele jederzeit gut. Einmal im Monat ist mit Sicherheit nicht übertrieben. Je nach Jahreszeit und den Bedürfnissen, die deine Haut gerade anmeldet, kannst du dir die Behandlungen immer wieder neu zusammenstellen. Rezepte findest du unter anderem in den Kapiteln »Wie du Väterchen Frost austrickst« und »Mit heiler
Haut durch den Sommer«.

MIT HEILER HAUT DURCH
DEN SOMMER

Sommer, Sonne, Badefreuden – die warme Jahreszeit bringt jede Menge Fun! Du fühlst dich rundum wohl in deiner Haut, denn die Sonne setzt am laufenden Band Glückshormone frei. Aber sie kann Haut und Haar auch ganz schön in Schwierigkeiten bringen: Ausgetrocknete Haare und Sonnenbrand auf zarter Haut sind oft die unliebsamen Folgen unbeschwerter Tage im Schwimmbad. Wie du das schnell wieder in den Griff kriegst, zeigen die Rezepte und Tipps für brandheiße Probleme!

TIPP

Lichtschutz kann man essen! Tomaten in allen Variationen sollten im Sommer häufig auf deinem Speiseplan stehen, denn darin steckt das Karotinoid Lykopin, das freie Radikale abfängt, fit macht und den körpereigenen Lichtschutz steigert. Wenn du täglich eines der Produkte – im rohen Zustand sind die Tomaten leider nicht so nützlich – zu dir nimmst, baut dein Körper in einem Zeitraum von 8 Wochen einen Sonnenschutz, der etwa dem Faktor 2 bis 3 entspricht, auf. Es handelt sich um einen Grundschutz, den du mit Sonnencreme natürlich noch unterstützen musst.

FÜR DIE HAARE

Der Tropentipp für trockenes, sonnengeschädigtes Haar heißt Kokosnussmilch. Die faserige braune Nuss enthält nämlich reichlich Fette und Öle. Die machen sie zu einem perfekten Schönheitsmittel, das schnell wieder Glanz ins Haar bringt!

Conditioner mit Kokosnussmilch

Zutaten:

1 frische Kokosnuss (als Frischetest die Kokosnuss neben dem Ohr schütteln, es muss zu hören sein, dass sie Flüssigkeit enthält)

4 Tassen kochendes Wasser

So wird's angerührt:

Den Ofen auf mittlere Hitze vorheizen. Die 3 Augen der Kokosnuss mit einem Schraubenzieher oder einem Eispickel durchbohren und die Milch – etwa eine ½ Tasse – herausgießen. Die Kokosnuss etwa 15 Minuten im Ofen backen. Herausnehmen und auf eine robuste Arbeitsfläche legen. Mit einem Hammer auf die Nuss schlagen, bis die Schale wegbricht. Das Kokosnussfleisch abspülen und in schmale Streifen schneiden. Die braune Haut kann ruhig dranbleiben, wenn man die Milch gewinnen möchte. Die Streifen zusammen mit der vorher abgegossenen Milch in einen Mixer geben und fein hacken. Die Masse in eine hitzebeständige Schüssel geben und mit dem kochenden Wasser übergießen. Etwa 30 Minuten stehen lassen und das Ganze durch ein feines Sieb filtern. Die Milch im Kühlschrank aufbewahren. Der Conditioner reicht für 3 Anwendungen.

Und so macht's schön:

Etwa 1 Tasse dieser Kokosnussmilch als Spülung über die frisch gewaschenen Haare gießen – Augen schließen und beim Duft der weißen Milch von endlosen Stränden, Palmen und smaragdfarbenen Fluten träumen! Bei sehr trockenem Haar solltest du die Spülung im Haar behalten. Wer meint, das Haar würde zu schwer, spült das überschüssige Öl der Kokosmilch mit warmem Wasser aus.

ERFRISCHUNG VON KOPF BIS FUSS

- Das Gesicht reinigen, 1 Kiwi direkt über einem Wattebausch ausdrücken und damit über das Gesicht fahren – ein erfrischender und kühlender Toner und eine klasse Soforthilfe für fettige Haut.

- Schäle 1 Orange und fahre mit der Schale über die Haut an Armen und Beinen. Du wirst dich wundern, wie schnell all die ätherischen Öle, die in der Schale sitzen, deine Lebensgeister aktivieren und deine Sinne stimulieren.

- Vor dem Küchenfenster oder im Garten 2 Stängel Minze abschneiden, die Füße mit kühlem Wasser waschen und anschließend mit den frischen Minzeblättern abreiben.

Ein weiteres fruchtiges Rezept gegen sonnengeschädigtes Haar ist der Bananen-Conditioner. Bananen sind reich an Potassium und enthalten die Vitamine A, B und C. Diese Stoffe helfen dem Haar, neue Feuchtigkeit zu tanken und wieder im alten Glanz zu erstrahlen. Diesen Conditioner kannst du einmal die Woche anwenden.

Bananen-Conditioner

Zutaten:

1 zerdrückte Banane

1 Esslöffel Honig

So wird's angerührt:

Honig und Bananenmus zu einer glatten, cremigen Masse zusammenrühren.

Und so macht's schön:

Das Haar mit warmem Wasser anfeuchten und die Bananenmasse in Haar und Kopfhaut massieren. Plastikfolie und ein Handtuch um den Kopf wickeln, damit der Conditioner unter Wärmeeinwirkung sein Bestes geben kann. Nach einer Einwirkzeit von 20 Minuten die Haare gut ausspülen und wie gewohnt mit Shampoo waschen. Du wirst merken, dass das Haar nach der süßen Bananenkur dicker wirkt. Der Conditioner ummantelt es, verleiht ihm so ein gesundes Aussehen und sorgt außerdem dafür, dass man mit Kamm und Bürste gut durchkommt.

Etwas klebrig, aber dafür umso wirkungsvoller ist ein reiner Honig-Conditioner. Seine Stunde schlägt, wenn du die Nase voll hast von trockenem, strapaziertem Haar und schwerere Geschütze auffahren möchtest. Der Honig kräftigt das Haar und bringt es zum Glänzen. Regelmäßig einmal die Woche angewandt hellt er das Haar auch langsam, aber sicher auf. Ein Effekt, der aber erst nach ein paar Monaten sichtbar wird.

Honig-Conditioner

Zutaten:

½ Tasse Honig

Und so macht's schön:

Die Haare waschen, leicht antrocknen und den Honig von den Haarwurzeln bis zu den Spitzen gut einmassieren. Da Wärme die Wirkung des Honigs unterstützt, eine Plastik-duschhaube überstülpen und darüber ein vorgewärmtes Handtuch zum Turban schlingen. Nach 20 Minuten den Honig ausspülen. Du wirst sehen, dass sich die klebrige Masse sehr gut mit warmem Wasser wieder entfernen lässt.

Haarwasser und Sonne rauen die äußere Schuppenschicht der Haare auf und machen sie wasserdurchlässig. Das Haar verliert seinen Schutz und trocknet aus. Die Aufbaukur ist eine wirksame Hilfe gegen brüchiges und ausgetrocknetes Haar.

Aufbau-Kur

Zutaten:

1 Esslöffel flüssiger Honig

1 Eigelb

So wird's angerührt:

Honig und Eigelb gut miteinander verrühren.

Und so macht's schön:

Die Haare waschen und dann den Honigmix ins Haar einmassieren. Plastikhaube aufsetzen, Handtuch um den Kopf wickeln und sich 15 Minuten in Geduld üben, während das Pflegeduo seine Reparaturdienste leistet. Danach das Haar gut ausspülen. Die Kur kannst du 1-mal die Woche anwenden.

Wasserratten, die nicht genug vom Planschen im Pool bekommen können, haben zwar jede Menge Fun, aber auch Haare, die von Chlor und anderen Chemikalien, die man in öffentlichen Schwimmbädern aus Hygienegründen dem Wasser zusetzt, geschädigt werden. Schadensbegrenzung Nummer eins: Möglichst eine Badekappe tragen. Okay, sieht nicht gerade cool aus. Als Alternative auf jeden Fall vor dem Sprung ins blaue Becken unter der Dusche die Haare nass machen, das verhindert, dass sie zu viel vom Chlorwasser aufnehmen. Nach dem Schwimmen das Haar gut abbrausen.

Echte Blondschöpfe, die verhindern wollen, dass ihre Haarpracht am Ende des Sommers einen hässlichen Grünstich aufweist, probieren am besten folgendes Rezept. Wenn du deine Haare färben oder tönen lässt, solltest du erst den Friseur fragen, auf welcher Basis die Haarfarben angerührt wurden (steht auf der Packung) und ob sie sich mit Zitronensaft vertragen.

Haarpackung mit Zitronensaft

Zutaten:

   2 Teelöffel Natriumbicarbonat (gibt's in der Apotheke)
   ½ Tasse frischer Zitronensaft
   1 Teelöffel neutrales Shampoo

So wird's angerührt:

   Alle Zutaten gründlich miteinander verrühren.

Und so macht's schön:

   Die Haare anfeuchten und den Mix in Haar und Kopfhaut einmassieren. Dabei besonders die Haarspitzen nicht vergessen. Eine Duschhaube aufsetzen – oder ersatzweise eine Plastikfolie um den Kopf wickeln – und die Packung 30 Minuten einwirken lassen. Danach die Haare gut ausspülen und wie gewohnt mit Shampoo waschen. Diesen Zitronenkick kannst du deinem Haar so oft gönnen, wie du willst.

TIPP

Du(e)fte gegen Stiche: Wenn Biene oder Wespe schneller waren als du, solltest du zunächst vorsichtig den Stachel entfernen. Die Schwellung verhindern bzw. lindern kannst du mit frischen Zwiebelscheiben, die du auf den Stich legst oder – ohne Frage angenehmer im Geruch! – mit 1 Tropfen Lavendelöl.

Und noch eine Packung gegen von Chlor- und Salzwasser sowie Wind und Sonne malträtiertem Haar. Diese ist speziell für normales Haar, lässt sich aber für trocknes und fettiges Haar abwandeln (siehe unten).

Haarpackung mit Majonäse und Avocado

Zutaten:

½ Tasse Majonäse

½ Tasse zerdrücktes Fruchtfleisch einer Avocado

So wird's angerührt:

Die Zutaten gut miteinander verrühren.

Und so macht's schön:

Die Haare mit warmem Wasser anfeuchten und den Avocado-Majonäse-Mix in Haar und Kopfhaut einmassieren. Eine Duschhaube überziehen und das Ganze etwa 20 Minuten einwirken lassen. Dann die Haare wie gewohnt waschen und stylen.

Varianten:

Wer fettiges Haar hat, fügt zum genannten Mix 1 bis 2 Teelöffel Zitronensaft hinzu. Bei trockenem Haar 1 Esslöffel Kokosöl untermischen.

Ähnelt das, was da nach exzessiven Badefreuden auf deinem Kopf sein Eigenleben zu führen scheint, eher Stroh als seidenweichem Haar? Wie wär's, wenn du dein Haar als Trost für die sommerlichen Strapazen zur Abwechslung auf Rosen bettest? Es wird dir die Behandlung glänzend danken.

Rosenwasser-Spülung

Zutaten:

2 Tassen Rosenblätter
½ Liter destilliertes Wasser
1 Teelöffel Glycerin (beides gibt's in der Apotheke)
2 Esslöffel Honig

So wird's angerührt:

Die Rosenblätter im destillierten Wasser etwa 20 Minuten leise vor sich hin köcheln lassen. Dann den Topf vom Herd nehmen und das Blütenwasser über Nacht stehen lassen. Am nächsten Tag durch eine Filtertüte gießen. Den Honig und das Glycerin miteinander verrühren und in eine saubere Flasche geben. Das abgeseihte Rosenwasser dazugießen und das Ganze gut schütteln.

Und so macht's schön:

Die Spülung in das gewaschene, noch feuchte Haar massieren, das Haar durchkämmen und wie gewohnt stylen.

FÜRS GESICHT

Die Sonne brennt, die Temperaturen sind so richtig nach deinem Geschmack, nur leider gibt es eine kleine, unerwünschte Nebenerscheinung: Die Wärme beschleunigt deinen Stoffwechsel, was einen unschönen Fettglanz auf deinem Gesicht zur Folge hat. Es braucht jetzt häufiger einen Cleanser als sonst. Hier ein mildes, fruchtiges Tonic für alle Tageszeiten.

Fruchtiger Cleanser

Zutaten:

    1 Tasse Wasser

    2 Früchteteebeutel deiner Wahl, zum Beispiel Pfirsich

So wird's angerührt:

    Das Wasser aufkochen und über die beiden Teebeutel gießen. Ziehen lassen, bis der Tee erkaltet ist. Teebeutel herausnehmen und das Gesichtswasser in eine saubere Flasche füllen.

Und so macht's schön:

    Den Cleanser, wann immer du willst, auf einen Wattebausch geben und das Gesicht damit erfrischen.

Und noch ein herrlich erfrischender Toner mit viel Frucht und Vitaminen.

Wassermelonen-Toner

Zutaten:

2 Esslöffel frischer Wassermelonensaft

2 Esslöffel Hamameliswasser (gibt's in der Apotheke)

1 Esslöffel Wodka

2 Esslöffel destilliertes Wasser

So wird's angerührt:

Alle Zutaten verrühren und in eine saubere Flasche gießen.

Und so macht's schön:

Sooft du Lust hast, den Toner mit einem Wattebausch aufs Gesicht tupfen.

Über eine Maske freut sich ein Sommergesicht bis zu 2-mal die Woche. Masken kühlen die Haut, lösen tote Hautschüppchen und hinterlassen einen strahlend sauberen Teint.

Reinigungs-Maske mit Crème fraîche

Zutaten:

¼ Tasse Crème fraîche

2 Esslöffel Hafermehl

So wird's angerührt:

Die beiden Zutaten in einer Schüssel mischen.

Und so macht's schön:

Großzügig auf Gesicht und Hals verteilen und für 15 Minuten entspannen.

Die Kehrseite ausgedehnter Sonnenbäder ist nun einmal leider eine strapazierte Haut. Cool down – die Aftersun-Maske bringt alles wieder ins Lot.

Aftersun-Maske mit Jogurt

Zutaten:

1 Teelöffel Naturjogurt – aus Bakterienkulturen gemacht, nicht auf Gelatinebasis
1 Teelöffel Wasser oder Kräutertee

So wird's angerührt:

Jogurt und Flüssigkeit mischen und sanft auf dem Gesicht verteilen.

Und so macht's schön:

Einen Augenblick einwirken lassen, dann mit kaltem oder lauwarmem Wasser abspülen. Beruhigt und kühlt die Haut.

ERSTE HILFE
BEI SONNENBRAND

- ½ Salatgurke klein hacken, raspeln oder im Mixer pürieren. Wahlweise das Ganze durch ein Sieb oder ein Mulltuch drücken. Den so gewonnenen Saft auf einen Wattebausch träufeln und die Haut damit betupfen. Beliebig oft wiederholen.

- Einen besonders starken schwarzen Tee kochen und in den Kühlschrank stellen. Die Haut mit der eiskalten Flüssigkeit benetzen.

- Jeweils eine ¼ Tasse Wasser und Obstessig miteinander mischen, das Ganze in eine Sprühflasche füllen und die Haut immer wieder damit besprühen.

- Zerdrückte Aprikosen auflegen und die Haut mit Buttermilch oder Tomatensaft benetzen.

- Wenn du den Sommerurlaub im Hotel verbringst, kommt schnelle Linderung aus der Minibar: Kaum zu glauben, aber nicht nur Sodawasser, sondern auch Weißwein und Gin sind ideale Feuerlöscher.

- Ganz wichtig: Viel Wasser trinken, dann heilt die Haut schneller.

Steht dir der Sinn mehr nach Fruchtigem? Okay, die aromatischen roten Beeren liefern Vitamine, der Honig beruhigt. So long, sunburn!

Aftersun-Maske mit Himbeeren

Zutaten:

1 Hand voll Himbeeren

etwas Honig

So wird's angerührt:

Die Früchte leicht zerdrücken und mit etwas Honig verrühren.

Und so macht's schön:

Auf dem Gesicht verteilen und etwa 15 bis 20 Minuten einwirken lassen. Dann mit warmem Wasser abspülen. Die Maske besänftigt und erfrischt müde Haut. Übrigens: Die Früchte entfalten auch ohne den Honig ihre Wirkung, wenn gerade keiner im Haus ist.

FÜR DEN KÖRPER

Wer bei Hitze zu Hautirritationen oder Ausschlag neigt, sollte diesen beruhigenden Körperpuder mit Zimtduft probieren. Er hat eine holzige, süße Note und fühlt sich auf der Haut einfach super an.

Kühlender Zimtpuder

Zutaten:

½ Tasse Maismehl

1 Esslöffel gemahlener Zimt

So wird's angerührt:

Mehl und Zimt gut miteinander mischen. Je nach Geschmack in eine dekorative Gewürzstreudose oder einen Salzstreuer aus Glas füllen.

Und so macht's schön:

Mit dem Streuer oder einer Puderquaste auf die Haut stäuben.

Wenn du empfindliche Haut hast und im Sommer gern ein sanftes und erfrischendes Peeling machen möchtest:

Jogurt-Weizenkleie-Peeling

Zutaten:

½ Tasse Naturjogurt

½ Tasse Weizenkleie

2 Esslöffel Sonnenblumenöl

nach Geschmack 2–3 Esslöffel Apfel, Birne oder Gurke – jeweils geschält, entkernt und püriert

So wird's angerührt:

Jogurt und Kleie in einer Schüssel verrühren. Dann erst das Öl und zuletzt das Obst bzw. die Gurke darunter mischen.

Und so macht's schön:

Den Jogurtmix am besten unter der Dusche auftragen. Die Haut vor dem Peeling kurz abbrausen. Dann etwas vom Peeling auf einen Luffa- oder Frottierhandschuh geben und mit kreisenden Bewegungen in die Haut massieren. Wiederholen, bis dein ganzer Körper in den Genuss gekommen und das Peeling aufgebraucht ist. Dann das Peeling mit warmem Wasser abbrausen, keine Seife mehr benutzen und abtrocknen.

Achtung:

Jedes Peeling macht die Haut sonnenempfindlicher. Also hinterher auf jeden Fall gut mit einem Sonnenschutzmittel eincremen!

Wer sich gerade beim Sport oder bei einer körperlichen Arbeit völlig verausgabt hat, kann sich super mit dem nachfolgenden Peeling erfrischen. Es eignet sich auch besonders für alle, die gerade im Zuge einer Heilfastenkur über die Haut Giftstoffe ausscheiden.

Melonen-Maismehl-Peeling

Zutaten:

½ kleine Honig- oder Cantaloupe-Melone

¼ Tasse Maismehl

2 Esslöffel Sonnenblumenöl

So wird's angerührt:

Die Melone von den Kernen befreien und das Fleisch mit dem Löffel aus der Schale lösen. Dabei den Saft in einer Schüssel auffangen. Das Fleisch pürieren. Den Saft, das Maismehl und das Öl hinzufügen und alles gut miteinander verrühren. Wenn die Masse zu dickflüssig ist, etwas Öl hinzufügen. Ist sie zu wässrig, noch etwas Maismehl dazugeben.

Und so macht's schön:

Das Peeling auftragen wie unter Jogurt-Weizenkleie-Peeling beschrieben.

Übrigens:

Statt der Melone kannst du auch je nach Größe 2 bis 3 Birnen pürieren. Schälen ist nicht nötig, aber das Kerngehäuse solltest du vorher entfernen.

Zurück aus den Ferien und die Bräune schuppt sich an einigen Stellen? Dann hilft das folgende Peeling als erster Schritt, den durcheinander geratenen Feuchtigkeitshaushalt der Haut wieder ins Gleichgewicht zu bringen.

Zucker-Peeling

Zutaten:

2–3 Esslöffel Zucker

4 Esslöffel Olivenöl

So wird's angerührt:

Die beiden Zutaten in einer Schüssel mischen.

Und so macht's schön:

Am besten stellst du dich in die Badewanne oder in die Duschkabine. Mit dem Zucker-Peeling die Stellen abrubbeln, wo sich die Bräune schuppt. Danach solltest du dich mit einer Feuchtigkeitsbombe eincremen, die möglichst viele Vitamine enthält.

FÜR DIE NASE

Wie wär's mit einem frischen, leichten und außergewöhnlichen – weil selbst gemachten – Sommerduft?

Paradiesapfel-Duftwasser

Zutaten:

    4 Esslöffel frische Tomatenblätter

    1 Esslöffel frische Zitronenschale

    1 Teelöffel frische Basilikumblätter

    1 Teelöffel frische Minzeblättchen

    1 Tasse Wodka

    ¼ Teelöffel Glycerin

So wird's angerührt:

Die Tomatenblätter hacken und mit allen anderen Blättern und der Zitronenschale in eine saubere Flasche füllen. Dann Wodka und Glycerin darüber geben und vorsichtig schütteln. Die Flasche verschließen und für 2 Wochen an einen kühlen, dunklen Ort stellen. Dann das Ganze durchfiltern und das Eau de Cologne in eine saubere Flasche mit einem dichten Verschluss füllen.

Und so macht's schön:

Benutzen wie jedes andere Duftwasser auch – und sich fühlen, als wandle man auf Schritt und Tritt in einem großen Garten! Optimale Wirkung entfaltet das Lieblingsparfum am Hals, auf dem Dekolletee, in den Armbeugen und den Kniekehlen. Super Duftträger sind auch frisch gewaschene Haare!

FÜR DIE FÜSSE

Spätestens wenn du die Sandalen aus dem Schrank holst, kommt es an den Tag: Pediküre war es jedenfalls nicht, womit du dich während der langen Wintermonate beschäftigt hast, oder? Dabei sollte das Sechs-Punkte-Programm für schöne Füße einmal die Woche auf deinem ganz persönlichen Schönheitsplan stehen.

1. Weiche deine Füße etwa 20 Minuten in einem warmen Fußbad ein. Ein tolles Rezept dafür findest du auf Seite 172 (»Countdown bis zur Verabredung«). Mit einer Nagelbürste unter jedem Fußnagel reinigen, mit einem Bimsstein den verhornten Stellen zu Leibe rücken und mit einem Peeling die Haut glätten, zum Beispiel mit dem Meersalz-Olivenöl-Peeling von Seite 171 (»Countdown bis zur Verabredung«).

2. Jetzt die Fußnägel schneiden, und zwar am besten gerade, damit sie nicht ins Nagelbett einwachsen.

3. So schön eingeweicht sind die Füße bestens vorbereitet auf eine Pflegemaske, die sie jetzt besonders gut aufnehmen können. Etwas übertrieben, so viel Aufwand für etwas, das man doch meistens versteckt? Keineswegs, denn ob du nun stundenlang über den Tenniscourt hetzt oder die halbe Nacht in High Heels über den Dancefloor wirbelst – deine Füße sind immer die Leid tragenden. Wie wär's mit der Frucht-Creme-Maske von Seite 188 (»Der Morgen danach«)?

4. Nun massier einen Nagelhaut-Softener, siehe zum Beispiel Seite 27 (»Schön mit Ananas«), in das Nagelbett eines jeden Fußnagels ein und schiebe dabei die Haut etwas zurück. Die Nagelhaut auf keinen Fall schneiden – sie schützt den Nagel vor Infektionen.

5. Zum Schluss eine leichte Creme oder ein Öl gut in die Füße einmassieren und noch einmal hochlegen.

Kleiner Tipp:

Lass deine Füße nicht schlagartig wieder in der Pflegeversenkung verschwinden, wenn das erste Paar Stiefel im Schaufenster die kalte Jahreszeit ankündigt!

Hier noch ein Fußbalsam, der wahre Wunder wirkt und die Füße den ganzen Sommer lang selbst in Riemchen-High-Heels durchhalten lässt.

Coco-Geranium-Balsam

Zutaten:

¼ Tasse Mandelöl

2 Teelöffel geriebenes Bienenwachs

2 Teelöffel Kokosnussöl

¼ Tasse Glycerin

¼ Teelöffel Geraniumöl

So wird's angerührt:

Das Bienenwachs, Kokosnussöl und Mandelöl in einer Schüssel im Wasserbad erwärmen, dabei das Bienenwachs schmelzen. Dann tropfenweise das Glycerin dazugeben. Die optimale Konsistenz bekommt die Masse im Mixer. Wenn der Mix erkaltet ist, die beiden ätherischen Öle hinzugeben und alles noch einmal gut verrühren.

Und so macht's schön:

Abend für Abend mit Hingabe in die Füße massieren – von der Ferse bis zum großen Zeh.

SO WEIT, SO GUT ...

Wenn du auch nur ein paar der Rezepte ausprobiert hast, stellst du bereits jetzt die Konkurrenz in den Schatten! Spaß beiseite. Denn die Rezepte machen dich noch schöner, als du ohnehin schon bist. Klar machen sie deine Haut zart und bringen Glanz ins Haar. Aber deine Schönheit nährt sich nun mal nicht nur aus dem Cremetopf. Nur wenn alles andere auch stimmt, sind gesunde Haut und gesundes Haar die Belohnung. Hier zum Abschluss eine kleine Must-Liste – die unvermeidlichen Vier sozusagen. Das Tolle daran: Sie sind gratis!

- Jede Nacht mindestens 8 Stunden schlafen.
- Jeden Tag mindestens 8 Gläser Wasser trinken.
- Täglich auf eine ausgewogene Ernährung mit Vitaminen, Mineral- und Ballaststoffen achten.
- Täglich den Kreislauf in Schwung bringen und mit Bewegung und Sport für eine optimale Durchblutung der Haut sorgen.

Dann wird's garantiert auch was mit der Schönheit ...!

REGISTER

Schönheit kommt von innen

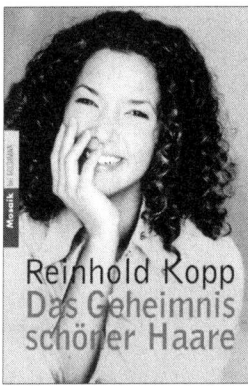

16488

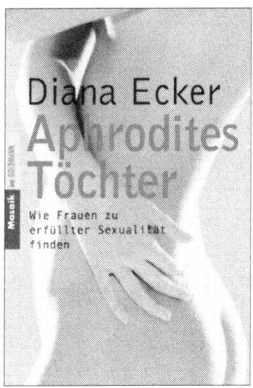

16572

Mosaik bei GOLDMANN